U0290219

ON THE CANCER FRONTIER

抗癌前线

一个人的革命

〔美〕 保罗·A.马克斯　　著
詹姆斯·斯顿戈尔德

李俊　译

商务印书馆
The Commercial Press
创于1897

献给我挚爱一生的伴侣，琼·H. 马克斯

目录 _____

序言

　　阅读各种媒体中与癌症相关的内容令人不快。癌症是人类所 ix
知的最古老的、致命性最强的疾病之一。与其他严重疾病（例如
心脏病）相比，有关癌症的讨论更多。癌症不仅仅是一个给人类
带来极大挑战的医学科学问题，也常常被当作构成道德寓言的要
素之一来讲述。在论及癌症之时，人们关注的往往不是新疗法的
成败或新的研究途径带来的希望，而是有关善与恶的竞争，有能
力还是无能力，是善意还是恶意。

　　譬如，最近，"如何治愈癌症？"作为封面文章标题，赫然
出现在了《时代周刊》，声称有了不断加速提升癌症治疗效果
的"梦之队"，治愈癌症不再是梦。乍一看来，仿佛让人感觉，
在富有创新意识和无私奉献精神的慈善家的启发下，仰赖伟大 x
的美利坚合众国的资源，通过团队协作，治疗癌症的灵丹妙药
已经问世。而短短几周之后，《纽约时报》（星期日版）就刊登
了一篇言辞尖锐的文章，题为"抗击乳腺癌之战，自我感觉良
好"。该文严肃地考问道："提高人们对癌症的关注程度，已经

变得比挽救生命更加重要了吗？"而"无私奉献""勇气可嘉"这些字眼，在该文中则荡然无存。有人在网络上回应，评论道："过度治疗已蔚然成风。"让人仿佛感觉，癌症治疗中存在的问题在于不怀好意的医生过度诊疗，而非诊疗不足，而且这个问题已经人尽皆知。

以这样的道德标准来评判的对象，不光是医生。当患者战胜癌症的时候，人们往往将胜利归功于患者意志坚定，而非他们走了好运（现有疗法对其所患癌症疗效较佳，或患者在医疗水平较高的医院及时接受了治疗）。有些癌症自助书籍关注的是积极意念的治愈效力，暗示"屈服就是失败"，而非因为癌症这个疾病凶险难治。癌症已经变成与移民问题和枪支管控问题一样，人人都有话可说的事情了。

媒体报道折射出了这样一种观念：似乎癌症病情可轻可重，难以预测。近半个世纪之前，尼克松总统在发动"抗癌之战"之时，曾许下豪言壮语，要找到"治愈"癌症之道。岂料，时至今日，凭借美国人的聪明才智，却仍然无法找到治愈良方，举国上下一片唏嘘。而同时代的另一场战争——越南战争，也因为反战运动而陷入泥沼，只因敌人残酷异常，刀枪不入，每次失败后都会重新集结，发起反攻。不过，大家都预测，抗癌之战会有所不同。我相信很多人在直觉上都认为，抗癌之战可以让我们找回失落的道义。

抗癌之战从一开始就带上了英雄主义的色彩，人们往往将它与登月相提并论。当然，登月，我们成功了。那抗癌之战呢？应该成为"医学上的曼哈顿工程"，成为另一场充满英雄主义色彩的胜利吧。然而，英雄主义却正是一直困扰着我们的问题所在。如果美国科学家可以在短短几年之间，在新墨西哥州的荒漠中制造出原子弹；可以赶在苏联人之前将人类送上太空，让人类登上月球；如果天花和脊髓灰质炎都可以治愈；那还有什么可以妨碍我们战胜癌症？有了美国精神、美国技术和美国资本，还有什么东西可以阻止我们获胜？

这样的叙事非常"诱人"，但却无益于让人们准备好接受现实，那就是我们永远不可能单靠一粒药丸治愈癌症。"抗击癌症"是个隐喻，而抗击癌症失败，同样也就带上了隐喻的色彩。抗癌之战的失败让人们再次确认尼克松时代后期有多么腐朽，让人仿佛觉得正是由于政府在道义上的崩溃，才导致我们无法找到治愈癌症之法。这样的"故事"缺乏根据，也没有考虑到癌症本身威力无穷，如谜一般难以捉摸。

医学科学从未面对过任何比癌症更加深藏不露、诡谲多变、xii冷酷无情的对手，尽管这个事实可能让人不自在，令人难以接受。癌症是一种独特的疾病。在一定程度上，癌症是身体对自身发起的攻击。我们人类作为一种物种赖以生存，赖以繁衍，赖以抵御疾病的种种细胞内的"微观资源"，癌细胞几乎一样也不缺。癌症不是一种疾病，而是一类疾病的总称。癌细胞利用细胞的各种机能来对抗各种治疗。深度探究、理解甚至操纵细胞的机能和机制，是医学长期面临的挑战。要揭开癌症这个"顽疾"的神秘面纱，找到驯服癌症的疗法，必须依靠肿瘤生物学的进步。在一定程度上，本书就是围绕这个主题展开的。

癌症研究和治疗的历史，尤其是在 20 世纪 50 年代沃森和克里克发现 DNA 以后，并非一段一帆风顺、最终必胜无疑的历史。一种新药能够歼灭实验室小鼠体内的癌细胞，在人体试验中却一败涂地。一种貌似无毒无害、被忽视了的化学物质，突然有望成为可带来显著改善的新药，但却往往只对影响少数人的罕见癌症有效。有些耗费巨大财力，历时数年才取得的突破，却只能延长患者生命几个月。尤其要把人逼疯的是那些几乎可说是失败了的药物试验——只治愈了一个癌症患者，既无法复制，又无法解释。

由于癌细胞最基本的，也是最让人头疼的特点之一——可突变性的存在，癌症研究究竟是成功了，还是失败了，往往难下定论。有时，癌症看似得到了控制，但一旦发生变异，卷土重来，就会变本加厉，化疗药物和放射治疗都无法遏制。

这体现了癌症这个医学难题的一些核心问题。首先，引起癌症的不是一个基因突变，而是成百上千个基因突变；其次，病人体内的癌细胞可以突变，也常常发生突变，而抗肿瘤药物和抗癌疗法却无法"突变"。因此，必须源源不断地发明瞄准新靶点的新疗法。为了理解并胜过癌症这个"足智多谋"的对手，为了在屡遇挫折时，保持积极、良好的心态，科学家们使出了浑身解数。

癌症关乎生死，这就使得抗击癌症运动在医学上、在道义上，都被赋予了多重维度。抗癌道路上的障碍主要来自癌症本身的复杂性。在癌症病人的照护上，我们取得了越来越大的进步；在治疗效果上，也有了极大的改善。这些成就依靠的是我们在肿瘤生物学上取得的巨大进展。在理解肿瘤的发生和生长方面，我们取得了革命性的突破。尽管我们往往认为这没什么了不起，但我们在认识细胞的本质、正常细胞恶变为癌细胞的过程上所取得的突破，绝对可算作人类科学史上的丰碑。而这一切进步与突破，就发生在过去的短短几十年间。 xiv

癌症这个最顽固、最致命的疾病已经困扰人类 2000 多年。在医学上，"癌症究竟是什么？"一直是个难解之谜，而如今，科学家们已经在很大程度上破解了这个难题。只有在了解了科学在这方面所取得的巨大成就，了解了人类在抗癌之战上走过的艰辛道路之后，我们才可能理解，在我们称之为癌症的这一类疾病上，在减少其发生、控制其发展上，医学科学取得了多么长足的进步。然而，要实现"治愈"癌症，我们仍然任重而道远。我们已经无限接近控制癌症这一目标，让癌症患者寿命延长、生活完满的目标也有期可待。本书将详述我们在探索癌症治疗、控制和照护上走过的漫漫长路。

1 破解最古老的医学谜团 _____

我刚一开始给我的小病人做检查，就察觉到了问题的严重 1
性。她是个十多岁的小女孩，性格开朗、反应敏捷。那时，我正
在哥伦比亚大学内外科医师学院（哥伦比亚大学医学院）进行第
三年的学习。我通过努力当上了优等生。我信心满满，甚至略带
骄傲。1948 年，我和大多数同班同学一样，梦想着身上的白大衣
能够给我带来荣耀。我在哥伦比亚长老会医院接受临床培训，刚
刚转科到儿科。彼时的我已经养成了一种习惯，我会认真地去了
解每一个新收治的病人。我相信自己可以为病人的治疗提供独到
的见解。但这个小病人的情况却让我遭遇了滑铁卢。

我阅读了这个小女孩的初步诊断结果。我注意到她颈部异常 2
肿大的淋巴结，伴有发热、咳嗽。最让人担心的是，她还出现了
喘鸣音这样明显的征兆。是了，是了。我的猜测没错，她患了癌
症——淋巴癌。尽管我踌躇满志，但凭借刚学到的医学知识，我
非常清楚这意味着什么。这个阳光向上的少女已经被判了死刑。
医学基本上不能给她提供什么帮助。她是怎么得的癌症？癌症为

什么偏偏找上她？癌魔将如何夺去她的性命？这些问题，我们都没有准确答案。最糟糕的是，对于如何延缓或控制病情发展，我们几乎一无所知。

那个时候，仅在美国一个国家，癌症每年就影响到数以百万的人；而与癌症相关的知识空白大得令人惊愕。那时，我们对于有关人类细胞的知识，特别是有关癌细胞的知识，还很陌生。细胞和癌细胞就像是一只只装着层层谜团的黑匣子，很难开启；又好似潘多拉的魔盒，不知它开启后究竟会释放出何等神怪。正如生物学家、诺贝尔奖得主艾伯特·克劳德（Albert Claude）日后所讲的那样，"细胞对我们来说，就像星星和银河那样遥不可及。"就连我们对原子结构的了解，也超过我们对生命最基本的机制的了解。那时，在癌症的世界里，还没有出现阿尔伯特·爱因斯坦、尼尔斯·博尔和 J. 罗伯特·奥本海默①那样的伟大人物。

我们开始按临床规程治疗这个女孩。首先是一轮化疗，其中一种药物是氮芥子气。你能想象吗？这种气体原本是第一次世界大战中使用的化学武器。那时，我们没有任何临床试验结果可参考，也没有任何试验性的新疗法可以尝试。我们作为医生，也能如例行公事一般为她施治。我知道我们完全是在做无用功。这让

① 奥本海默（J. Robert Oppenheimer）成功制造了世界上第一颗原子弹。——译者注

我第一次体验到了癌症给人带来的挫败感。出乎意料的是，我们的病人却丝毫没被癌症吓倒。在与我谈话时，她举手投足间散发出的乐观自信，就像是一道明亮的月光，照亮了我内心绝望的深渊。她向我保证，她会打败癌症，等康复以后，她要学医，做个医生。

她说，她没想到她得的这病在拉丁文里竟然也是螃蟹的意思，她觉得这很有意思。她固执地认为，螃蟹只会缓慢爬行，而年轻的她身手敏捷，一定能超过缓慢爬行的螃蟹，这是个好兆头。癌症和癌症治疗给她虚弱的身体带来了巨大的痛苦，这是我一天天亲眼所见；可当我问她感觉如何的时候，她的回答却总是充满了乐观。我当然知道她试图掩盖的真相是怎样的。我们之间竟这样发生了角色逆转。她是病人，说起话来却信心十足，甚至有点过度乐观；我是医生，却在苦苦挣扎，与步步逼近的癌魔"扭打"作一团。这让我惊愕不已。我在医学院上过的课很多，却没有哪一门课教过我如何面对这种心情。

连续几周的化疗给她带来了一系列副作用——恶心、腹泻，骨髓也遭到了破坏。她的身体健康状况是每况愈下，白细胞数量急剧下降。这导致她极易感染疾病。一旦离开医院的隔离病房，她就可能发生致命的感染。可是有一天，她父母把我悄悄拉到一边，问我，其实是恳求我，能不能带她回家待上几天。他们女儿

4 的 14 岁生日快要到了，他们想让亲朋好友一起给她庆祝生日，顺便给她打打气。他们对这个生日非常在意。

　　那一刻，我感觉坏透了。我别无选择，只能按主治医生的意见"照传圣旨"，那就是她绝对不能回家。她的父母听出了弦外之音，眼泪夺眶而出。我也惊愕了。我感到自己传达了这样一个信息，面对癌症这个穷凶极恶的敌人，医生也无能为力，只能白白辜负这个病入膏肓的少女和她的家人给予的信任。凶残的癌魔将我和同事变成了一个个冷眼旁观者。

　　三个月的儿科轮转结束，这个勇敢的少女已经不再是我的病人了，但是我尽量每天都去看她。我和她父亲多次交谈后，变得越来越熟悉，得知他是普林斯顿大学的教授。我亲眼看到癌细胞如何一天天地在她体内肆虐横行。她的病榻旁除了有她的父母，还有她的同卵双胞胎妹妹①，这最让人难过了。这姐儿俩真真是一个天上一个地下。这境况真是令人痛心疾首！病榻之上那身患重病的少女，气若游丝，一天天地油尽灯枯，只因为她患了一个医学还没找到答案的疾病。在她的病榻旁，她那健康活泼的姊妹，宛若她的镜中倒影，只不过是一个健康的倒影。此情此景，怎能不让人心碎？没过多久，这个少女便陷入了昏迷，在睡梦中悄然

_____

① 或姐姐，原文未详细交代。——译者注

离世。我扪心自问，难道医学就只能到此为止了吗？

在过去的一个世纪中，医学发展出了一系列疗愈伤病的方 5
法，清除人类健康道路上一个又一个绊脚石。这些医学上的进
步，我们视作理所当然，但其实，每一个医学进步都是一个奇
迹，尤其是与上个世纪的医学相比之时。那时，与疾病作战的是
萨满、江湖郎中、替代治疗者（ersatz healers），医学乏善可陈，
治疗效果也不尽如人意。而如今，我们几乎根治了天花、脊髓灰
质炎等各种可怖的传染性疾病；在理解和控制艾滋病这个致命的
疾病上，也取得了长足的进步。今天，医生像机械工一般修理着
人体和人体器官。外科医师可以剖开心脏，给它装上新零件，或
将之整个替换。在过去，严重烧伤病人痛苦不堪，而且几乎无
人能幸存；而现在，烧伤患者的生存率已大大提高。每一天都有
基因密码被破解……总之，对于层出不穷的医学奇迹，人们早已
习以为常。

然而，癌症这种疾病却要另当别论。退回到 20 世纪 40 年代，
几乎无人能逃脱癌魔的股掌，包括医生在内，大多数人都感到
癌症是个太过沉重的话题，讳莫如深。几乎不存在"癌症的幸存
者"这个概念：得了癌症，必死无疑。我从未和他人提起过我收
治过的这个少女，但是这件事在我的职业生涯中却至关重要，它
改变了我的职业轨迹。它让我意识到，我没有勇气日复一日地在

临床一线处置一个个遭受癌症折磨的患者，特别是患儿。即使是在从医多年以后，一个病人的离世在我心中掀起的波澜也常常是久久不能平息。我想起了一件痛苦的陈年往事。我的一个表兄，在科罗拉多州做新生儿外科医生。他不幸患了黑素瘤以后，跑到纪念斯隆—凯特林癌症中心向我求助。

他起初只是在背上发现了一个小黑点，但他到纽约找到我时，我们发现，癌症已经转移到全身，包括淋巴结和大脑中。医生告知他病情的时候，我与他同在一间屋里。我表兄人到中年，拖家带口，却不得不接受这个噩耗。他半坐在床上，看着我，带着满是期许和恳求的表情，语速极快地说道："我不想死，我太年轻了，我不该死。"第二天，他就去世了。在那天之前，我以为我已经在情感上练就了"刀枪不入"之身，但他的话却击穿了我的"金钟罩、铁布衫"。癌症给人带来的不仅仅是生理上的挑战，还有情感上的震撼。

也许是我性格上存在弱点，但我不得不承认我也有自己的不足之处。从学生时代开始，我就已经意识到，我的感情用事会影响对病情的客观分析，让我无法提供最佳的治疗方案。如果我想要在抗击癌症上做出点什么成绩的话，那只能是在实验室里，在课堂上。我知道，如果我要在临床上取得成功，不管是在何种情况之下，胜算都很小。在我的学生时代，一旦说出"癌症"二字，事情的性质就会发生变化。这两个字，没说出来的时候，意味着"这在医学上还是个难题"，而一旦说出来，就意味着"我们已经尽力了"。

在 20 世纪 40 年代末，不管选择从事癌症研究还是从事癌 7 症治疗，都会被人认为是离经叛道。或者，至少也是因为走了霉运，才会在职业道路上误入歧途。像我这样前途无量的优等生，尤其如此。之前的几十年中，对大多数癌症来讲，唯一有效的治疗方法就是通过外科手术切除瘤体，带来有限的帮助。除非肿瘤发现得很早，还未发生转移，否则，治愈率很低，只有不到 20%。

癌症的病因变化无常，治疗的效果又极其有限，这使得整个肿瘤专业或多或少都受到蔑视。如果一个人才华横溢，那么他应该像我大多数的医学院同窗那样，选择心内科、外科或内科这些顶尖专业。在那个时代，如果仅仅关注癌症的治愈，基本上等同于一个生物学家决定通过研究"大脚怪"①而功成名就。

C. P. 罗兹医生（Dr. C. P. Rhoads），斯隆—凯特林研究所的首任主任，曾坦率地承认有人对他专业领域肿瘤学表示蔑视。罗

---

① 大脚怪（Bigfoot），又称大脚或北美野人，出现在北美洲民俗学中，是一种未知的灵长类生物，它们栖息在偏远的丛林中，范围主要是在美国太平洋西北地区与加拿大不列颠哥伦比亚等地区。——译者注

兹在1949年的研究所年度报告中这样评论道，"这个专业被认为是狂热分子的活动"，"尝试接触这个领域者可说是无畏无惧的，正式进入这个领域者如堂吉诃德般不切实际，将之视为毕生事业者愚蠢至极。因为人们一般都认为，探求更好地控制和治愈癌症的知识与寻找不老泉或生命的神秘基础一样荒谬。"

8　　　罗兹在一定意义上有先见之明。寻找癌症的源头，换言之，寻找可以将癌症置于死地的癌症的致命点，需要我们使用科学可以提供的一切手段，深入探究，直到达到生命的分子层面；需要我们研究生命的最重要、最基本的过程，例如，细胞如何复制，基因如何表达功能，基因行为受到什么调控，细胞如何保护自身，看似随机的基因复制"错误"何以导致正常细胞变成癌细胞，最终夺人性命。

　　寻找癌症的病因与物理学家解构原子以理解物质的基本性质毫无二致，除了一点：物理法则不会更改，而癌症却像一个移动的靶子。癌细胞不断地生长、变异。正是这种突变性，才让癌症获得了夺人性命的武器。我们人类作为一个物种，要想繁衍生息，就必然需要有细胞分化。只要这个机制存在，那么癌症就有可能会发生。

　　到了1949年，我们人类已经在很大程度上弄清了原子的结构，也知道如何让原子释放能量，但是我们对于细胞内部活动，对于 DNA，却知之甚少。直到我在医学院学习的最后一年，医学院的课程基本上都还没包括癌症。就是在那一年，我领导了一个学生小组，参加年度优等生研讨会。我们想要关注我们所能想到的、最富挑战性的主题，于是就选择了癌症。

我们组织了一系列论文，例如：《遗传和肿瘤形成》《肿瘤形 9 成的激素方面问题》《作为癌症病原体的病毒》。我们研读医学杂志，咨询我们的老师，不断修正我们的理解，提出了前沿的癌症相关理论。

我们对自己感到非常骄傲，因为我们的研究可以说是面面俱到了。但是，日后回想起来，我们那时提供的解释还是相对肤浅，有许多甚至是完全错误的。不过当时我们在基因方面的发现，为日后理解癌症的发生和转移机制打开一扇窗户。我们与当时医学界的许多人一样，完全没有意识到这种可能性。

比如，1943 年洛克菲勒研究所（现洛克菲勒大学）的奥斯瓦尔德·艾弗里（Oswald Avery）和他的两位同事证明了 DNA 包含细胞内的遗传成分。而早在 20 世纪 20 年代，有人就已经知道这些物质存在于细胞核内。不过，科学界没有欣然接受这个发现。它观念太新，科学界未达成共识。一些医学研究者认识到基因突变在一定程度上与癌症相关，但是很多人认为遗传物质位于细胞质内。在优等生研讨会上，我们曾引用过一篇著名期刊的文章，其中写道："基因是不可见的，只能通过其效果辨识。"

10　　正如我们引用的那篇论文的作者一样，我们也没有注意到，1949 年的新发现，即部分基因可以被"重新洗牌"，或者说，可以"转位"，从本质上讲，这等于是从旧的基因片段中，创造带有新特征的新基因。芭芭拉·麦克林托克（Barbara McClintock）博士在玉米种子颜色突变性研究中，发现了所谓的"跳跃基因"，后来她因为这一发现荣获诺贝尔奖。这一重要发现引起了人们对 DNA 的深入了解。DNA，即组成我们基因的糖和酸的复合体，并不是很多人所认为那样处在静态结构中。我们在研讨会中对此只字未提。

今天，重读大学四年级的研讨会论文，我惊奇地看到我们对当时广为接受的有关癌症的解释几乎没有提出疑问。真相很简单，那就是科学家们没有完全理解健康细胞和癌细胞的区别。健康细胞会以有序的速度增殖，在完成了自己的使命后，就会按照预定程序死亡；而癌细胞的特点就是分化疯狂而迅速，像僵尸一般拒绝正常的死亡循环。医学界也没有了解到癌细胞本来也是健康细胞，只不过是被后来的变异"策反"。

与 20 世纪头几十年的医学思维相比，我们的论文在思想上是领先的。我最近发现一本出版于 1911 年的手册——《关于癌11　症的事实》，其中提到，大多数癌症在初期都是某种形式的皮肤刺激警告读者：口腔癌往往是由于"不整齐、不干净的牙齿"，导致口腔磨损，最终发展为癌症。还写道，预防方法是看牙医，进行彻底清洁。

但是我和我的同学们毕业那一年，人类对于细胞生物学的理解，正处在革命性的转折点上——不是一个，而是一系列的转折点上。癌症研究即将进入新时代，一系列重大突破，特别是 1953

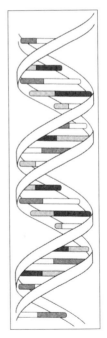

DNA 的双螺旋结构。DNA 是人类遗传信息的仓库。在健康细胞中，DNA 复制几百万次也不会出错。在某些罕见的情况下，DNA 复制会出错，进而导致引起癌症的突变。

年詹姆斯·沃森（James Watson）和弗朗西斯·克里克（Francis Crick）的著名发现——DNA 的双螺旋结构，改变了癌症研究的方向，改变了我的职业生涯，最终，改变了医学控制癌症的能力。这本书将会描述这些还在不断出现的突破。本书还将阐释一系列伟大的科学发现如何缓慢而持续地转化为正在改变病人生命的治疗手段。

从我职业生涯的早期，即 60 多年前开始，我已经见证和参与了历史上历时最长的、被称为"抗癌之战"的科学行动，尽管这个名称可能产生一定的误导。我先后担任了哥伦比亚大学医学院的副院长、哥伦比亚大学主管健康科学的副校长、哥伦比亚癌症中心的主任。此后，我还担任了纪念斯隆—凯特林癌症中心院长长达 20 多年，协助引领了许多次医学和科学的飞跃，同时为一个称作"靶向治疗"的先进的抗癌药物问世做出了贡献。

"战争"是一个隐喻，意味着一场战斗，有始有终，而对"抗癌之战"是否取得了很大的成就提出质疑也不鲜见；毕竟，尽管投入了数十亿美元和数十载时间，大多数癌症还没有"治愈"的方法，也没有疗法能绝对预防癌症。登月只用了不到 10 年，而这个战争已经历时 40 载，目前还未画上句号。我们也不清楚这场战争何时结束，有可能根本不会结束。

这或许是正确的，但是，我认为，还应该指出，我们看待癌症的方式受到了误导。癌症常常"改头换面",而且癌症的根源在于细胞分化失控。所以提出"如何'治愈'癌症"这样的说法是否合理,本身就存在疑问。找到一种单一形式的"治愈"所有癌症的方式是不可能的。这个敌人所拥有的面孔总是比同时期我们拥有的武器种类要多。战争有胜有败,而与癌症的竞赛是与我们内部本性、内部机制的竞赛。我们在未来某个时间可以控制癌症,但不能"打败"癌症。 13

这也在一定程度上反映了我们已经了解了的一个事实,那就是癌症不是一种疾病,而是一类疾病。我们一般都会说乳腺癌、直肠癌,但我们发现没有两例癌症完全一样,哪怕是同临床种类的癌症。在癌症最基础的层面,即在其基因特性以及它们用来执行细胞功能的蛋白质上,我们发现一例肿瘤通常包含许多异常,没有两个肿瘤会完全匹配。许多直肠癌和乳腺癌肿瘤的研究都发现了数百个不同的基因突变。根据我们目前对癌症的分类,估计总共有 150 种癌症。

这样的复杂让人疯狂,然而,研究者又发现癌变组织中 99.9%的 DNA 与周围正常细胞的 DNA 完全一样。而这 0.1%的差别可能就包含了致命的信息,但是研究者或医生应该瞄准病人体内哪些发生改变的基因呢? 近期的研究发现典型的癌细胞平均有 45 个基因和细胞通路异常,正是这些异常导致肿瘤无休止地生长。

但是，也有乐观的理由，至少比我们通常知道的要多，与10年前相比要多。从科学的重要进步的角度看，这场战争超出了医生、科学家、我的导师、朋友和同事在20世纪40年代甚至是70年代所抱有的期望。而且科学发现也已逐渐转化为成功的治疗方法。

我当医学生时折磨我的小病人的那种儿童淋巴癌现在已经可控，生存率达到了80%甚至更高。儿童淋巴癌患者普遍接受鸡尾酒疗法，用一组药物组合攻击癌细胞，这个疗法比起我那个小病人使用的药物毒性要小得多。可以达到很高精准度的放射治疗，可压制或摧毁肿瘤，也往往是治疗的组成部分。纪念斯隆—凯特林癌症中心的科学家研发了一种药物，可以显著改善化疗引起的白细胞生成障碍，减少严重感染的机会。这个药叫作粒细胞集落刺激因子（G-CSF），每年研究所通过收取该药的使用费赚取1亿美元，将其用于支持更多的研究。

今天，如果我的小病人请求回家庆生，完全可以获得同意。实际上可能根本不需要她提出这个请求，因为她所患的儿童白血病现在基本上是在门诊治疗。那个小女孩会住在家中，同她14岁的双胞胎姐妹一起，和朋友们在欢声笑语中分享秘密。

我们知道有些癌症是行为引起的——最典型的例子是吸烟，

据估计，吸烟是约 30%—40% 癌症的致病因素。吸烟是一个恶性杀手，往往能够引起让人痛苦不堪的慢性疾病，并导致死亡。肥胖和环境危害物，例如，石棉纤维或其他致癌化学品，也是已知的风险因素。病毒占到人类癌症致病因素的 20%。人类乳头瘤病毒感染是宫颈癌的主要原因。乙肝和丙肝病毒会增加原发性肝癌的风险。我们已经采取措施，减少暴露于致癌因素。但是，肿瘤也可以在细胞正常分化或基因突变过程中产生，这种因素永远不会被消灭。

此外，癌症发病率随着年龄升高而增高。实际上，老龄化可能是最大的风险因素，所以，随着预期寿命的增加，癌症病例数也会增加。美国国家癌症研究所表示，今天出生的美国人中，大约 40% 会在一生中某个时间被诊断出癌症。而更值得注意的数据是生存率的提高。根据美国国家癌症研究所的数据，所有癌症的五年生存率已经从 1950—1954 年的 35% 提高到了 2000—2008 年的 70%。其结果是，癌症患者死亡年龄更高，对越来越多的患者来说，癌症已经变成了一个可管理的慢性疾病，而非死刑。

而某些癌症的生存率提高得更快。儿童癌症患者五年生存 16 率已经从 20% 提升到 85%；白血病生存率已经从 10% 上升至 60%；局限性前列腺癌的生存率已经从 40% 上升至近 100%。如今女性乳腺癌生存率超过 90%，高于 20 世纪 50 年代的 60%。同期，多发性骨髓瘤的生存率已从 5% 提高到了 45%。

最大的成功在于年轻人死于癌症的数量的下降。35—44 岁癌症患者死亡率从 1950 年至 2009 年急剧下降了 53%。5—14 岁的儿童癌症死亡率下降了 67%。许多 85 岁以上的人口患上可治疗的癌症后仍生存了很久，最终因为年老而死亡，这导致这个年龄组的人口死亡率有所上升。

我们越来越能够窥探细胞分子水平的行为，也就为未来癌症治疗方法的进步打开了大门。首先，我们正在发展识别血液中微量癌细胞的能力。这可以让医生在肿瘤早期最局限性的时候攻击肿瘤，这时的肿瘤危险性最小，最容易治疗。其次，我们正在向个性化治疗过渡，对每个癌症患者进行遗传学和分子学评估，这使得医生可以一定程度上准确了解哪一种治疗最有效。这会提高很多病例的生存率，减少由于缺乏靶向而在治疗上浪费时间。

这些成功的关键在于基础科学的突破，而非仅仅一味关注找到治愈癌症的方法。这听起来可能区别不大，但却是医疗界内部，以及研究者和华盛顿的立法者们之间长期战争的一个核心。生物学家进行了研究，在不知名的酶或基因测序上有了重大发现，却往往不知道这些发现将如何打开新的疗法的大门，而将这些发现付诸应用则需要更长时间，老实说，一些疗法根本不会被应用。这就会给那些认为找到治愈之道才是癌症研究的唯一正途，其余都是歧途的人带来困惑。事实上，"抗癌之战"中取得的大多数成功都是基础研究驱动的。

但是，癌症相当狡猾，善于欺骗，有时即使应用最顶尖的科学也无法攻克。开发抗癌药物不像是瞄准固定靶子，更像是对付一批不断从失败中学习，采用新的抵抗策略的叛徒。这场战争中，我们的敌人与我们一样聪明，我们所拥有的"加密"的基因能力和优势，它们也全都有。例如，被证明对某些乳腺癌高度有效的药物赫赛汀。数年来，我们仍然不清楚为什么它只对某些病人有效。研究者最后发现了赫赛汀阻断刺激乳腺癌细胞生长的特定细胞的信号机制（即发现了受体），但患有乳腺癌的女性中只有35%有这个受体。现在我们可以检测病人是否有这个受体，进而判断她们是否会对赫赛汀产生反应。同时，研究者正在探索如何攻击65%没有这个受体的患者的乳腺癌细胞。

有人说基础科学研究是误入歧途或会走入死胡同，然而，恰恰相反，基础科学的发现正不断转化为新的疗法，也正因为此，我们才在"抗癌之战"中完胜。1971年，当尼克松总统签署《国家癌症法案》，提供更多的研究经费的时候，他和其他人激动地谈论寻找治愈癌症的计划，希望它能像"登月工程"一样。这听起来很吸引人，充满了希望，在那个时候，却是不现实的。那时，我们对细胞、基因，以及导致细胞分化中将健康细胞变成癌细胞的"错误",都不够了解。

过去 40 年里这种状况得到了极大的改善。与其他政府项目不同,"抗癌之战"中,经费使用得非常好,没有严重腐败,是联邦政府资助项目里最成功的项目之一,它的长期效益也得到了证实。根据美国国家癌症研究所的数据,目前美国约有 1200 万癌症幸存者,而 1971 年仅有 300 万。

过去几十年中,我们有了几十个能与"登月工程"媲美的发现,这些发现将具有洞察力的基础科学与纯熟的实验诊断和治疗技术结合起来。我们还认识到最好的治疗不仅局限于药物治疗。在我担任纪念斯隆—凯特林癌症中心院长的 20 年中,我们发展了新的治疗理念,从针对疾病的治疗发展到关注病人整体的治疗。

为了实现这个微妙但又很重要的思想转变,我们必须要认识到,当病人能够既得到生理上的支持,又得到情感上的支持,有意愿与临床医生一起抗击癌症的时候,治疗结果会得到改善。我们看到,这样的转变让病人愿意加入"战斗",身体能够承受通常有高度毒性的药物治疗以及可能的复发,在复发以后接受新的治疗。

纪念斯隆—凯特林癌症中心创造性地提出了"疾病管理团队"的理念,即不同的专科医师联合治疗一个病人。疾病管理团

队改善了负责诊断的医师和关注病人病情发展、开展具体治疗的
肿瘤科医师之间的沟通。我们开设了第一个癌症疼痛管理项目、20
第一个单设的乳腺癌防治中心、第一个成人化疗门诊，还建立了
一个肿瘤精神科项目，帮助病人及其亲友应对癌症诊断所带来的
震惊和抑郁。这些项目为提高生存率做出了贡献，并已经被美国
各地的癌症中心采用。

　　与尼克松总统对癌症宣战之初相比，情况已有改观。我那
时是哥伦比亚大学医学院的院长，老实说，看到美国在迫不及待
地期待着"治愈"癌症，我很担心。我知道那根本不可能。我担
心，增加的联邦经费会导致哥伦比亚大学这样以研究为基础的学
术机构的重心发生偏移。对试图通过试错法找到"治愈"方法的
狂热偏爱，可能导致基础科学研究遭到遗弃。我致信在华府负责
监督"抗癌之战"执行的总统癌症问题顾问小组，表达了我的关
心，对如何避免掉入陷阱提出了建议。写那封信并非深思熟虑
的结果，只是一时冲动之举，但那封信却改变了我的职业生涯，
甚至影响到了后来的抗癌之战的方向。

2 解密细胞内部的世界 ——————————

20世纪上半叶，通过试错和悉心观察，我们获取了有关癌症 21
的一些新知，但在治疗癌症方面却进展不大。有理论称，癌症有
基因的原因，但缺乏详细证据或机制，不能充分解释一个缺陷基
因如何导致癌症这样的复杂疾病。科学家几乎没有任何工具可以
检验或改进这些理论，这些理论往往也不能转化为新的疗法。但
1953年沃森和克里克发现的DNA双螺旋结构，推动了科学家们
去研究基因如何表达和完成其预设任务。

科学家开始破解DNA复杂的化学性质、DNA分子的构成，22
认识遗传物质（即基因），探究如何创造完美的基因复制，如何
在细胞间传达信息。这场以遗传学、酶的研究和基因行为调控研
究为核心的分子生物学革命，促进了我们对于正常细胞的了解。

在20世纪50年代和60年代，人类终于能够准确地回答"细
胞如何完成其工作"的问题。这些发现，让研究者能够辨识癌细
胞中的种种异常。人类迈出了坚定的第一步，有望结束癌症带来
的恐慌，消除治疗中的无用功。有了这些知识，我们不再向癌症

胡乱"挥舞大刀",这时,"抗癌之战"才真正打响。

1953 年,我的研究生涯刚刚开始,这些发现让我佩服得五体投地。在第二次世界大战期间,还是本科生的我,与很多同龄人一样,参加了一个军官培训项目。在此项目下,我接受政府资助,在哥伦比亚大学学医。作为回报,我要在毕业后服兵役,做军医。1952 年,朝鲜战争如火如荼,而我却被分配到位于华盛顿的美国国立卫生研究院,在那时还是军方机构的美国公共卫生署担任军官。

对许多人来说,美国国立卫生研究院只是联邦政府庞大的研究系统中诸多机构之一,但却是史上最成功的科研机构之一。在20 世纪 50 年代和 60 年代,美国国立卫生研究院云集了大批生物研究的领军者,成为了那些经过严格而复杂的科学训练、胸怀大志的科学家所向往的圣地。

在美国国立卫生研究院,我们感到自己走在了以更加有效的方法理解和治疗一系列疾病的前沿。医生、科学家、散文家路易斯·托马斯,在提到美国国立卫生研究院时,写道:"这个杰出的机构自给自足,是 20 世纪世界范围内最了不起的社会'发明'。"

我好运不断,随后又投入生物学研究新领域的关键性人物阿瑟·科恩伯格(Arthur Kornberg)门下,他的实验室重点关注参与 DNA 复制的酶。酶是一种特殊的蛋白。产生新的 DNA、将食物转化为能量等各种人体化学反应，都需要酶作为催化剂。离开了这成千上万种酶，人类的生化反应会变得缓慢，以至于无法支持生命。它们看似渺小，实则功能高度特异化、复杂化，众多酶之中哪怕是一个出现功能障碍，就会导致致命后果。

科学家们往往将20世纪50年代称作"酶的捕猎者"（enzyme hunters）的时代。这个时期，我们快速地认识到了让细胞发挥功能的各种化学路径的重要性和属性及其中发生的反应。1959年，科恩伯格因为发现帮助构成DNA化学结构成分的酶而获得诺贝 24尔奖。他的发现，为分子生物学和生物技术的发展奠定了基础。

我进入科恩伯格实验室不久，科恩伯格就离开了美国国立卫生研究院，去了华盛顿大学圣路易斯分校，接替他的是一位杰出的生物化学家伯纳德·霍雷克（Bernard Horecker）。通过研究菠菜这种比较简单的有机体的叶中的细胞，我们发现了戊糖磷酸通路中的三种新的糖和三种新的酶。细胞就是通过戊糖磷酸通路燃烧糖。在菠菜细胞里，我们发现一种叫作G6PD的酶是戊糖磷酸通路第一步反应中的催化物。

1955年，我回到哥伦比亚大学担任初级教研人员，开始自己的独立研究。我决定验证人类细胞是否有和菠菜叶相同的化学路径，是否也使用G6PD。我选择人红细胞作为研究对象。这样的选择是出于实际考虑，因为我可以从愿意配合的同事身上抽血，或者使用送到大学附属医院实验室做诊断后剩余的血液样本。

研究开始后，我有了两个有趣的发现：首先，人红细胞中有 G6PD，这就表明菠菜叶和人类血液使用同样的通路；其次，有些血液供者缺乏这种酶。

供者中有一个人碰巧是我实验室的技术员。经过进一步检查，我们发现她儿子也缺乏 G6PD。我还发现我们检测的一个希腊家庭的几个成员血液的 G6PD 水平偏低，我认为这会导致一种类型的贫血。通过检测，我们发现这个希腊家庭的三代人都有 G6PD 缺乏症，这就清楚地表明这种疾病是遗传性的，并且这一遗传性状是通过位于父/母性染色体（X 染色体）的一个缺陷基因传递给子代的。（人类细胞核中有 22 对常染色体，和 1 对性染色体，在男性中是 XY，在女性中是 XX。）

这再次表明，这种贫血是由于一个异常的基因所致。我茅塞顿开。那时，我们对疾病背后的遗传学原因知之甚少。

我回到哥伦比亚大学后，受雇于阿尔弗雷德·盖尔霍恩（Alfred Gellhorn），他是医学教授，也是著名战地记者、海明威的第三任妻子玛莎·盖尔霍恩（Martha Gellhorn）的弟弟。他受命为一个新的癌症医院和研究机构招兵买马。这个医院就是哥伦比亚—长老会医学中心弗朗西斯·德拉菲尔德医院（Francis Delafield Hospital）。

德拉菲尔德医院位于华盛顿堡和西 164 大街的交会处，是纽约市在第二次世界大战后，为了提供高质量的癌症诊疗、研究和教学建立的两所癌症医院之一。我进入肿瘤科工作后，他交给我 26 一个任务，那就是将化疗变成哥伦比亚大学教学和临床实践的一部分。

结果证明，这是一个堂吉诃德式的追求，我也得到了一个很大的教训，知道了为什么有些机构坚决不愿意做癌症研究。癌症患者的治疗选择相对有限，如果癌症（大约有 75%）不能通过手术切除，除了短期的姑息治疗以外，我们也提供不了什么其他治疗。化疗的药物一般来讲都有较高的毒性，即便能够让病情得到缓解，缓解期也比较短。令人失望的是，我们甚至不知道为什么有些药物起作用，有些药物不起作用。这样一来，一些医生对化疗产生了强烈的不信任，对化疗是否能成为一种抗击癌症的工具持悲观态度。我们扩大癌症治疗和研究的努力遭到哥伦比亚大学医学院和大学附属医院的一些领导的公然抵制。不管是长老会医院还是医学院的临床科系，都没有将德拉菲尔德医院的研究或癌症患者的诊疗作为他们医疗工作的重心。更糟糕的是，有一些外科医生公然对我们的药物试验和新药引进表示憎恶。他们轻则认为药物无效，重则认为药物可能会对治疗方向走偏，加上化疗药物往往会带来痛苦的副作用，他们甚至将这些药物看作是会给病人带来不必要危害的毒药。

德拉菲尔德医院的肿瘤外科由库什曼·哈根森（Cushman Haagensen）领导，他是一位杰出的医生，因为热衷于乳腺癌根治术而著名。现在乳腺癌根治术已经极其罕见了，但在当时确实是最先进的治疗方法。外科医生会切除所有的乳房组织，腋窝淋巴结和胸腔肌肉淋巴结也一同清除。这个手术会破坏病人的身体完整性，五年生存率不足 60%。如今我们对局限性乳腺肿瘤行肿块切除术，随后行放疗化疗，五年生存率可达 90% 甚至更高。由于一些外科医生对化疗持怀疑态度，因此很难打破原有的治疗模式。而且，坦率地讲，那时候化疗的效果的确不佳。两边的摩擦导致哈根森和我之间发生了一次令人难过，而且很有象征意义的冲突。有一天，哈根森发现我在给一个晚期病人用化疗药，便在孤注一掷的病人面前愤怒地命令我带着药离开病房。然而此前，我们已经获得了所有必需有的批准，包括病人的同意。而这样一来，化疗药物试验不得不停止。真是举步维艰啊。

3 初次深窥癌细胞 _____

20世纪60年代，分子生物学和遗传学不断出现重大发现，29
而当时成果最丰硕、最让人兴奋的医学研究机构则是法国巴斯
德研究所。它位于巴黎第15区卢克斯博士大街的一片朴实的
红砖楼房里，其创始人是19世纪伟大的生物学家路易·巴斯
德（Louis Pasteur）。他研制了狂犬病疫苗，发现微生物会导致
多种感染性疾病，并描述了酵母菌在发酵中的作用。对看好分
子生物学前途的科学家来说，巴斯德研究所就像一块磁铁那样
充满了吸引力。这个研究所的学术带头人雅克·莫诺（Jacques 30
Monod）、弗朗瓦索·雅各布（Francois Jacob）和安德烈·利沃
夫（Andre Lwoff），正在以极富洞察力的创新方法，研究人类
细胞工厂的基础问题。我们只知道关键性的信息被加密在DNA
之中，但不知道细胞的不同部分如何交流、细胞如何传达指令、
细胞过程如何调控、基因如何控制酶的合成、加密在DNA中的
信息如何翻译成指令以指示完成细胞工作的蛋白质的制造。巴
斯德研究所还触碰了我一直试图解决的问题——一个基因缺陷

何以导致 G6PD 酶的缺乏，最终导致贫血。莫诺和他的同事正致力于揭开这些问题的神秘面纱。对我来说，他们探索的问题太奇妙了。

我从英联邦基金会得到了 15000 美元的资助后，向哥伦比亚大学医学院请了假，于 1961 年 5 月与妻子和两个孩子一起，用我们位于纽约史卡斯戴尔（Scarsdale）的房子交换了位于巴黎郊区讷伊（Neuilly）的一套修建于第一次世界大战前的宽敞公寓 *。

莫诺、雅各布和利沃夫发现细菌 DNA 中包含的详细信息被31 一种专门的分子翻译后再进行传递。这种分子的结构与 DNA 类似，但存在三个不同：首先，它用核糖替代了脱氧核糖；其次，它的四个核苷酸中的一个与 DNA 的不同；第三，它只有一条"梯子"，而不是像在 DNA 双螺旋中那样有两条"梯子"。

他们还发现，这个分子将包含在 DNA 中的基因信息从细胞32 核（基因所在之处）运送到细胞质（组装蛋白质的地方）。这就像是从工程总部传递一个蓝图到工厂，去生产一个产品。因此，他们将新发现的分子叫作"信使"RNA，即 mRNA。

---

* 这套公寓属于法国博士后研究员艾蒂安-埃米尔·博琉（Étienne-Émile Baulieu），他在哥伦比亚大学待了一年。后来，他因为领导紧急避孕药 RU486 的发明而名声大噪。

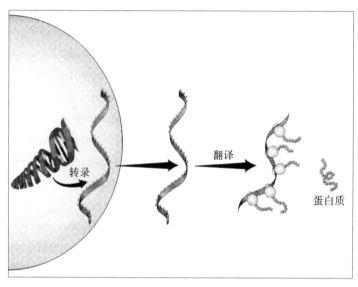

转录

翻译

蛋白质

DNA 使用信使 RNA 来将指令传递给细胞。通过转录，DNA"下载"其信息至 RNA 束，RNA 再将指令传递给核糖体。正是在核糖体内，细胞对产生执行细胞功能的蛋白质的"机械"进行维护。

这是理解健康细胞生物学道路上的重大突破。我们当时还不知道，这是揭开癌症之谜的一系列发现之一。基础科学研究远远地走在了任何疗法的前面，对于引领效率更高、毒性更小的癌症治疗至关重要。

莫诺的实验室在巴斯德研究所的老楼对面那条街的底楼。这个实验室充满了活力，云集了众多有天赋的学生和访客。我们从附近的一家熟食店买来食物，一起吃午餐（其规模实际上相当于午宴），同时互相交流和讨论。

我们基本都同意，通过悉心观察细胞，仔细寻找癌症和其他疾病的微观原因，而不是仅仅观察疾病的外显症状，我们可以理解一些以前难以想象的、疾病导致人体的损害的原因，进而，我们可以找到治愈的办法。这种智力的"飞跃"代表着一种范式的转变：我们相信总有一天，人类可以辨识引起癌症等诸多疾病的基因学上的"错误"。

33　　考虑到我研究过 G6PD 酶缺乏的基因基础以及其导致的贫血，莫诺建议我去验证传递错误信息并导致酶缺乏的基因是否使用了有缺陷的信使 RNA。更根本的目的是要看他们在细菌中发现的基因传递过程是否在人类细胞中也存在。

　　细菌中信使 RNA 的半衰期很短，也就几分钟；基因信息被"翻译"来制造蛋白后信使 RNA 就降解了。于是，我们就提出这样一个问题：在哺乳动物细胞内是否也存在类似的寿命很短的信使 RNA，把基因信息传递到细胞质来制造蛋白质？

　　我们选择使用兔子的红细胞进行研究。红细胞主要产生一种蛋白质——球蛋白，测量起来不困难，而且在实验室养兔子也很容易。很快我们就发现兔红细胞内有信使 RNA。从根本上讲，细菌和哺乳动物细胞内的过程相同：包含在基因中的信息通过信使 RNA 从细胞核流动到细胞质内，指导关键蛋白的合成。但有一个明显的区别：在哺乳动物的红细胞里，信使 RNA 分子可存活几天，远远长于细菌中的信使 RNA 的存活时间，稳定性也更高。我们假设更加复杂的哺乳动物细胞需要更长效的信使，因为需要传递的信息数量要多得多。

　　这个发现令人振奋，也为深入理解基因如何传递信息、哪些 34
化学过程控制基因表达，打开了一扇大门。在后来的数年中，类
似的发现对癌症研究产生了极大的影响，我们理解了 DNA 里的
突变会发出错误信息，将正常细胞变成癌细胞。

　　10 年之前，当我还在美国国立卫生研究院的时候，这些
研究是不可能进行的。不管是从理念上，还是技术上，生物医
学研究都被推进到了这样一个节点：我们可以开始探索癌症的
"异常"的生物学，如果幸运的话，我们可以用新的方式同它们
"作战"。

4 将新学科带到老学校 _____

1962 年，我和家人依依不舍地离开巴黎，回到了哥伦比亚 35
大学。我有了一个新的使命，那就是传播分子生物学的"福音"，
继续研究疾病的遗传学基础。我想给我的学生灌输那时处于医学
前沿的疾病研究新范式。而此时，我碰到了学术生涯中的现实问
题：在医学院主楼，我分到了一个宽敞的实验室，但在教学上，
我负责教授临床病理学这门基础课程，课程内容包括血细胞计数
和尿液分析等常规检验技术。

不可否认，这些课可以教给学生虽然很基本但又非常重要的 36
临床诊断工具，但是，我刚刚参与完创新性研究，不愿再回归到
这类乏味的基本知识的传授。我想做的不是传授如何使用试管、
移液管，如何抽血，而是与学生分享我对遗传学这门新学科的热
情，传授遗传学的新知识。要教这门课，我一定会带着点小小的
"叛逆"。在讲课过程中，我引入了遗传学和人类疾病的分子生物
学的内容，还与学生讨论如何应用这些学科的知识探寻多种疾病
的根源。

　　我的热情感染了许多学生。他们和我一样，对利用基础科学理解和控制疾病充满了热情。其中一个学生是哈罗德·瓦尔姆斯（Harold Varmus），后来，他因为发现正常细胞如何变成癌细胞获得诺贝尔奖，并在数年后，接替我在纪念斯隆—凯特林癌症中心担任中心主任。瓦尔姆斯在回忆录中写道，在临床病理学课上，老师展示了"DNA突变会影响有重要生理学意义的蛋白质，进而引起疾病。这给我留下了深刻的印象"。

　　另一个学生罗伯特·莱夫科维茨（Robert Lefkowitz）于2012年获得诺贝尔化学奖。在接受《哥伦比亚校友杂志》的采访时，他表示，我的课程引入了一个概念，即研究生命的分子和化学基础是寻找疾病根源和治疗方法的有效途径。我很幸运，这些充满天赋的学生继承了我的热情，通过自己的努力使研究有了新的进展。

　　在实验室中，我不再继续进行红细胞G6PD酶缺乏的研究，转而关注一种可能致命的贫血——地中海贫血。这种疾病是由于红细胞不能生产正常数量的血红蛋白所致。我想要试图判断引起这个疾病的原因，是否是由于信使RNA的缺陷导致球蛋白的生产指令（基因蓝图）无法正常传递。如果答案是"是"，那就可以再次证明寻找重大疾病背后的基因缺陷具有价值，而不应像传统上那样只关注控制疾病症状。这个研究反映了我关心的主要问题之一，即展示基础科学研究可以推动对于重大疾病的理解，引领我们找到有效的治疗方法。我发现在地中海贫血患者的红细胞中，核糖体（细胞中在信使 RNA 指导下生产蛋白的场所）不能产生正常数量的球蛋白。这是这个疾病的核心问题。当我移除这些核糖体，将它们附着到健康的红细胞的信使 RNA 上以后，它们就可以产生正常数量的球蛋白。这表明地中海贫血是缺陷基因 38 所致。这个异常基因将错误的指令传递给信使 RNA，信使 RNA 则向核糖体下达错误指令，导致球蛋白产量不足。大多数地中海贫血患者症状较轻，或没有症状，一般无需治疗，但是，严重的地中海贫血却会威胁病人的生命。对于这个疾病的遗传学根源的理解，使得用健康细胞来替代有缺陷的干细胞的血液干细胞移植技术问世。今天的研究者们在寻找将健康的球蛋白基因插入患者骨髓干细胞中的方法，让这些细胞可以产生正常数量的血红蛋白。

这个研究让我非常兴奋，但哥伦比亚大学的环境却让我感到失望。跟我在巴斯德研究所的经历形成对比的是，在巴斯德研究所，我被渴望讨论细胞分子机制的同事包围；在哥伦比亚大学，我的同事中鲜有对分子层面的研究感兴趣者，而且哥伦比亚大学医学院基本上没有开设与新兴的人类遗传学有关的任何课程。

我抓住每个机会，从教学人员安排讨论会到与院长的私下谈话，游说学校将遗传学纳入课程体系。我对这个主题的兴趣和我施放的压力让我变得非常出名。最后，学校同意纳入一门新的遗传学课程，但遗憾的是，安排了一位妇科医生（教授）教授这门课程。尽管分子生物学大有前途，但受到医学界保守主义的传统

39　影响，不仅哥伦比亚大学拒绝接受分子生物学这个崭新的科学范式，许多美国医学院也是如此。

　　帮助刺激学校发展这个新学科的突破性机会来得很意外。1967年，哥伦比亚大学内外科医师学院①筹备庆祝其200年诞辰。200年前，它颁授了第一批医学学位。作为纪念活动之一，院长 H. 休斯敦·麦瑞特（Dean H. Houston Merritt）提议学院举办一个医学前沿话题研讨会。当时的医学界刚刚获得遗传学这把理解癌症的钥匙，而这个研讨会在当时的医学界掀起了涟漪，并因此改变了遗传学在哥伦比亚大学的受重视程度。

　　麦瑞特院长组建了一个由教授组成的研讨会筹备委员会，负责安排会议议程、邀请讲者，但是眼看就要到截止日期，他们的工作却没有太大进展。学院开始担心了。麦瑞特院长找到了我。起初，我不在筹备委员会名单里，但我觉得，我有在巴斯德研究所的经历，以及我在推动遗传学和分子生物学上人所皆知的近

―――――――――

① 即哥伦比亚大学医学院。——译者注

乎固执的坚持，也许我可以组织起一个豪华的讲者阵容。我被任命为筹备委员会主席后，立即开始邀请这两个领域最重要的研究者。想到我从巴黎回来以后遭遇的种种阻力，我把这次会议视作是一个极好的机会，并欣然受命。

为期三天的"遗传学和发育研讨会"于 1967 年 10 月 18 日 40 召开，对哥伦比亚大学来说，这是一个重大的事件，在新兴的抗击癌症的战役中，也是一个历史性的事件。这个研讨会的影响，从一开始就初见端倪：共有 2000 多人注册参会，以至于我们不得不临时将会议地点从我们学校的能容纳 400 人的校友报告厅移到华盛顿堡大道和西 168 大街对面的巨大的民兵训练中心。我们还有超豪华的"全明星"讲者阵容，其豪华程度毫不亚于赛·扬（Cy Young）、乔·迪马乔（Joe DiMaggio）、山迪·柯法斯（Sandy Koufax）和威利·梅斯（Willie Mays）同场打棒球；分子生物学革命的领军人物济济一堂，完全能代表这个新兴的领域。

研讨会正式开始以后，弗朗西斯·克里克首先做了报告，介绍了信息如何从 DNA 传递到 RNA，进而形成特定蛋白质的（他的听众中有他著名的同事詹姆斯·沃森）。日后与阿瑟·科恩伯格（Arthur Kornberg）共同获得诺贝尔奖的塞韦罗·奥乔亚（Severo Ochoa），报告了他近期在 RNA 合成方面的新发现。雅克·莫诺，我在巴斯德研究所的导师，报告了日后让他获得诺贝尔奖的研究成果：特定的小分子如何控制基因表达。正如他在评论中总结的那样，当时，"我们对于细胞内部如何工作非常了解，但是对于细胞之间如何交流却知之甚少"。研究细胞如何组成活的生命是未来的一大科学挑战。

41　　接下来，研讨会的话题从分子层面过渡到了细胞层面。弗朗瓦索·雅各布（同样来自巴斯德研究所）报告了他的新发现：遗传物质在细胞内的分布以及对基因表达的控制。西德尼·布伦纳（Sydney Brenner）（后来也获得了诺贝尔奖），介绍了他的新理论：DNA 如何提供制造特定蛋白质所需要的信号。这些讨论都非常重要，我们逐渐理解，癌症就是通过阻碍这些正常的细胞功能而夺去病人的生命。

　　来自瑞典卡罗林斯卡学院的格奥尔格·克莱因（Georg Klein），描述了癌症逃逸免疫系统的方式，并探讨了在医学中如何调动免疫系统中的天然"工具"，控制肿瘤的扩散。

　　接下来，研讨会的话题转到了病毒诱发某些恶性肿瘤的机制，这是当时癌症研究中比较重要的领域之一。在斯坦福任教的乔书亚·莱德伯格（Joshua Lederberg），讨论了"基因工程"这个新的概念。他是我大学的室友，也是一位诺贝尔奖获得者。他讨论了从理论上，科学家如何通过引入病毒，将正确的基因注射到异常的人体细胞的 DNA 中，"修理"人体中错误的遗传物质。

这次会议上总共有七位诺贝尔奖得主和五位未来的诺贝尔奖得主发言，真可谓大家云集。从 1949 年我的高年级荣誉研讨会至此，我们已经走过了一条漫长的道路。然而在此期间，我们大部分的研究发现都是错误的。我们几乎完全不懂基因和 DNA 的 42 结构和角色、突变如何将健康细胞变成杀手。1967 年研讨会上呈现的大部分信息，后来被证明在理念上是正确的，是经得住时间的考验的。这些信息中很多后来转化成了治疗其他疾病的疗法，只有极少部分转化成了有效的抗癌疗法。但在这个研讨会上讨论的大部分科学上的突破都清楚地表明，"抗癌之战"是有望取胜的。我们在发展智力的"火炮"，以便与狡猾的"敌人"相匹敌，尽管这"火炮"的力量需要多年后才能充分发挥出来。

这次研讨会的召开，标志着关注癌症的基础生物学的有才华的科学家的携手，也预示着他们在健康细胞和癌细胞如何发挥功能上的一系列新发现。治疗癌症所需的"材料"正逐渐到位。

一批科学家正在探索生命的化学机制，以走出数个世纪以来治疗癌症的死胡同，让医学界能有新的工具来对抗癌症，或至少产生构建新的工具的想法。比如，1962 年诺贝尔奖获得者、逃脱了纳粹迫害的英国分子生物学家马克思·佩鲁茨（Max Perutz），发现了血红蛋白等复杂蛋白质的实际形状和结构，让我们得以了解酶和其他的专门细胞成分的基本化学行为。

1966 年诺贝尔奖获得者佩顿·劳斯（Peyton Rous）展示了
43 一种特别的病毒，它可以引起鸡的一种癌症。马歇尔·尼伦伯格
（Marshall Nirenberg），因为其在破解基因密码和理解基因如何指
挥特定蛋白质的产生方面的重要发现，于 1968 年获得诺贝尔奖。

乔治·帕拉德（George Palade）、艾伯特·克劳德（Albert
Claude）和克里斯琴·德·迪夫（Christian de Duve）发明了用于
探视细胞内部的工具，并将细胞看作有诸多零件的精密仪器，而
不是显微镜下所呈现出的一摊果冻的样子。这三位科学家描绘了
细胞的"功能图"、细胞的"零件"及各零件间沟通的路径（即
分子运输），于 1974 年共同获得诺贝尔奖。

基础科学上的这些成就，促使大卫·巴尔的摩（David As
Baltimore）（因在肿瘤病毒方面的研究于 1975 年获得诺贝尔奖）
将第二次世界大战后至 20 世纪 70 年代的几十年称为"现代生物
学上英雄辈出的时代"。正如他所说，"主要的问题都已经被提出
并回答了。"

研讨会及其为哥伦比亚大学带来的认可，像霹雳般震动了
学校，第二年，麦瑞特院长终于得到了哥伦比亚大学理事会的支
持，建立了人类遗传与发育系。这一年也是我学术领导生涯的开
端，我被任命为该系的主任，而前一年我刚刚获得终身医学教授

职位。

我深信，医学教育应该包含更多的遗传学和分子生物学方面的内容，这两门学科可以为观察疾病的本质打开一扇窗户。44但是，我并不清楚究竟什么时候才有机会将这个新的想法转化成行动。

1968 年春，哥伦比亚大学发生的反对越战抗议发展到了顶峰。在这之后，机会终于到来了。4 月，学生们占领了主校区的几座大楼。从我位于克莱尔蒙特大道上的 12 层的公寓里，我和我的妻子可以看到"革命的旗帜"悬挂在行政楼的外立面上，学生坐在校长办公室的窗台上。

1968 年 4 月 30 日晚，在恢复秩序的谈判失败后，哥伦比亚大学校长格雷森·柯克（Grayson Kirk）及其行政班子召来了纽约市警察。在凌晨 2 点左右，有一个惊恐的学生打电话给我，询问我是否可以过去见证他所宣称的警察的暴行。我带上我的医生用小黑包飞奔过去，发现学生活跃分子被警察用车送走。

除了一个学生鼻子破了，我只看到了一些轻伤，但真正的伤害远比肉体上的伤口更严重。这个事件引发了人们对大学使命以及如何执行其使命的严肃考问，许多学生认为柯克是行将没落的旧秩序的象征，坚持让他"下台"。一个月后，哥伦比亚大学遭受了另一场学生的暴力抗议，这一次，学生仍然要求柯

45 克下台。最后，柯克觉得自己在位只会引发骚乱，于是在 1968 年 8 月宣布辞职。他说他希望能用自己的"下台"换来大学的正常运行。

从 18 世纪哥伦比亚大学建立以来，重要决定一直都是由学校领导人做出，下达命令的权力也在他们手中。在柯克离任后，教职工们聘请了哈佛大学法学院教授、美国前首席检察官阿奇博尔德·考克斯（Archibald Cox）对哥伦比亚大学的运行情况进行调研。次年，考克斯发布了一个重要报告，其调查团队在报告中做出如下结论：行政班子"一贯的独裁主义态度招致了不信任"，这种唯马首是瞻的管理方式必须终止。柯克的继任者安德鲁·科迪埃（Andrew Cordier）开始改变管理风格，并表示在做出重大任命和决定的时候会广泛听取各方意见。

当大家都在惊叹医学院院长麦瑞特年仅 68 岁就宣布退休之时，医学院的教职员工们成立了一个院长继任者甄选委员会。这清楚地预示着哥伦比亚大学在慢慢改变。此前，这样的决定都是由行政班子做出，根本不会有教员的参与。我受命担任委员会主席，并迅速领导委员会开展工作。在耗时一年，审核了 150 名符合资格的提名者后，我们向哥伦比亚大学理事会推荐了 3 个优秀人选，期待其中 1 人能担任医学院院长和主管医学事务的副校长。

我们觉得自己的操作过程合理合法，容易达成一致。但出乎 46
意料的是，我们提名的候选人很快就卷入了哥伦比亚大学拜占庭
般严酷的内部斗争中。医学院与哥伦比亚大学的教学医院——长
老会医院之间的关系严重失调。

长老会医院有独立的理事会和领导班子。按道理，医院的权
力范围应止于医学院门外，但我们发现事实并非如此。当时的长
老会医院董事会主席（医院董事会主席是纽约医疗机构中的一个
重要职位，就任者志愿工作，不获得报酬），飞扬跋扈的德士古
石油公司总裁奥古斯都·朗（Augustus Long）（人称古斯·朗），
坚决反对委员会推荐的三个候选人。

这三个候选人中，一位是麻省总院的院长，约翰·诺尔斯博
士（Dr. John Knowles）。他支持全民健康保险，所以被认为太过
自由主义。另一位是约翰·霍格内斯博士（Dr. John Hogness），
哥伦比亚大学医学院校友、华盛顿大学西雅图分校校长。长老会
医院和哥伦比亚大学医学院急需加强协调，他则希望同时担任这
两家机构的领导，以便协调双方的工作，然而，朗认为这会对他
的权力带来威胁，于是又将其否决了。第三位候选人是霍华德·
希亚特博士（Dr. Howard Hiatt），是哈佛大学的教学医院——贝
斯以色列医院主管医疗的院长，与约翰·霍格内斯一样，他也主
张加强哥伦比亚大学医学院和长老会医院之间的协调，而且其程

度有过之而无不及。他在写给我的信中热情洋溢地表示，为改善
47 医学中心的治理状况，"哥伦比亚大学和长老会医院应'步调一
致'，应由一人统一管理"。

希亚特进一步指出，目前双方分立而治，无论是谁担任医学
院院长，我和同事推行的种种改革——设置遗传学课程、加大基
础科学在课程中的比例、推动以研究为基础的新药和新疗法研发
等，都将受到威胁。他写道："我认为，如果不坚持这一点①，你
们过去所做的一切努力都将付之东流。我确信，你们一定不希望
将事情搞得更糟……目前的'分立而治'存在问题，对此视而不
见，听之任之，会使美国医学界失去一次重大机会。"许多人对
他的看法表示赞同。

在机构管理方面还有一个问题困扰了我很多年。从哥伦比亚
大学主校区往北 52 个街区才是哥伦比亚大学医学院，而哥伦比
亚大学的领导班子对医学院不感兴趣，很少用心去了解或接触医
学院师生。

1972 年以前，哥伦比亚大学理事会从未在自己的医学院开过
会，其中不少人从未到访过位于西 168 街的医学院校区。虽然哥
48 伦比亚大学医学院的预算占哥伦比亚大学总预算的 50%，并为哥

---

① 指的是由同一个人掌管两个机构。——译者注

伦比亚大学创造了 50% 以上的收入，可事实上却犹如一个无人问津的孤儿。

朗向哥伦比亚大学医学院和院长候选人甄选委员会表示，他反对委员会提议的人选。哥伦比亚大学新任校长安德鲁·科迪埃任命了一个调查委员会，调查哥伦比亚大学医学中心为何运转失灵，组织架构存在何种问题。此举明显是为了达成共识，以便推行改革。该委员会主席由洛克菲勒基金会主席 J. 乔治·哈拉博士担任。1969 年 8 月，委员会发布了其调查结果。报告中提到：

> 在哥伦比亚—长老会医学中心工作的许多人都强烈地感觉到，该中心在过去的 10 多年中没有保持或提高它在地区、国家、国际上应有的地位。他们认为，哥伦比亚大学内外科医师学院和长老会医院之间日益扩大的鸿沟，对两家机构造成了破坏……有些人认为医学中心，尤其是内外科医师学院已经丢失了其在医学教育上的阵地，在过去 10 多年中，也未在国际上获得更高的荣誉。

报告进一步指出，"哥伦比亚大学和长老会医院之间存在明显摩擦，有时双方甚至处于敌对状态，这一点，在哥伦比亚大学 49

医学中心工作的人似乎仍然能够感受到"。委员会建议任命一个人来统一掌管哥伦比亚大学医学院和长老会医院。

对于两家机构合并，古斯·朗立刻提出了反对意见，而且明确表示他不会同意提名委员会推荐的医学院院长的人选。我们进退维谷。从技术上讲，科迪埃可以据理力争，但我认为，他知道明显的争斗可能带来系统的瘫痪，而且当时他还有很多事务亟待处理，不能让这件事情分心，最好是能找到双方都能接受的"台阶"。行政班子决定找一个朗和提名委员会都同意，或至少是都能够勉强接受的人选。在我缺席的情况下，委员会碰了头，并提出了一个方案。考虑到我在 200 周年学术研讨会中体现出的领导力，委员会建议科迪埃邀请我来当医学院院长。

我一开始举棋不定。我觉得我的研究刚刚开始有些眉目，如果接受任命，必然影响研究。我也担心自己没有能力做好医学院院长所要做的方方面面的工作。我几乎没有行政经验，也不知道自己是否具有这方面的天赋。而另一方面，医学院需要强有力的领导，而我却有着明确的日程安排。

我觉得我也许有能力带领哥伦比亚大学成为研究的领军者，
50 于是，我采取了折中的办法，表示会接受任命，但只任期三年。我向新受聘的哥伦比亚大学校长威廉·麦吉尔（William McGill）递交了我的接受任命函，日期为 1970 年；随即又递交了第二封信——我的辞职信，日期为 1973 年 6 月 30 日。

我成为了哥伦比亚大学内外科医师学院的第 17 任院长，也是该学院建院 203 年来第一位犹太人院长。我旋即开展工作，主要是招聘学术带头人加入教师团队，并使学生群体更加多样化。

我们招聘了内科、外科、儿科和妇产科等主要临床科室的领导。新教授中有两位后来也获得了诺贝尔奖，一位是成功研究记忆的本质的埃里克·坎德尔（Eric Kanel），另一位是研究大脑如何感觉气味的理查德·阿克塞尔（Richard Axel）。优秀的分子生物学家索尔·斯皮格尔曼（Sol Spiegelman）担任了长期"休眠"的癌症研究所的所长。热衷于遗传学研究的遗传学家罗伯特·克鲁思（Robert Krooth）接过我手中的接力棒，担任了人类遗传与发育系的主任。我们还制订了新的课程计划，在好几门课中增加了分子生物学的内容，并教授其临床应用。

在被任命为医学院院长几天后，我收到了古斯·朗的秘书打来的电话，要我当天下午去他办公室汇报。我来到朗的办公室，房间很大，他坐在对面的桌子背后，房间里没有给我的椅子，我就问能不能给我搬一个。他说，"不用了，反正你在这儿也待不久。"

他告诉我，尽管他的职位是在长老会医院，而非哥伦比亚大学医学院，他还是有权阻止任命我为医学院院长。我问他为什么要这样做？寻找医学院院长的过程已经很漫长，而且引起了轩然大波。让我吃惊的是，他回答我道，他不愿意哥伦比亚大学像纽约大学那样，变成纽约犹太大学。他暗指纽约大学医学院院长也是犹太人。

我惊呆了，回答道，"朗先生，纽约大学医学院院长不是犹太人。"事实上，纽约大学医学院院长是杰出的生物学家、散文家刘易斯·托马斯（Lewis Thomas）。我不知道该说什么好了，我认为他显然是想羞辱我。我尽力不表现出畏惧和退缩。

朗想让我知道我面对的是什么样的对手，现在他的目的已经达到了，就说，"好，马克斯，你有种。"接着就拂袖离开了。

朗的态度明显留有前一个时代的印迹。20多年前我进入医学院的时候就碰到过类似的情况。当时，我们班109人，其中有19个女生。虽然医学院从1917年就开始招收女生，但一般一个班也就两到三个女生。多年后，我担任医学院院长时，才发现当年我们班有很多女生的真正原因。在哥伦比亚大学的档案里，我发现，1945年，时任招生办公室主任的查尔斯·弗勒德写信给教务长威拉德·拉普利，建议医学院多招收女生，"否则，军方会派来更多少数族裔学生"。

几年后，朗在医院董事会的主席一职被突然终止。我被召去参加理事会会议。当朗进入房间，其他董事会成员已经在房间里了，他就用粗鲁的话语中伤和询问两位还没有到会的董事会成员。一个是黑人弗农·乔丹，一个是犹太人亨利·基辛格。

会议室里一下子安静下来，大家都惊呆了。片刻之后，担任理事会成员多年的拜伦·斯图基夫人，起身站到她椅子背后，用温柔但明显激动的声音说，"我父亲是哥伦比亚长老会医院的一部分——婴儿医院的创建者之一。我知道，他一定不会容忍这种偏执。"她是杰出的神经外科医师斯图基的遗孀，身材高挑，举止优雅。她继续说道，"我提议让朗先生辞职。"化学银行前总裁哈罗德·赫尔姆附议，而其他董事会成员也明确表示同意。朗一言不发，起身离开了会议室。

5 登月

20 世纪 60 年代末也许是地球上最动乱的时代——暗杀、政 53
治动乱、种族暴动、越南战争，但是老天爷还是给人带来了一点
安慰：1969 年 7 月 20 日，阿波罗 11 号成功登月。在一个充斥着
不确定的世界里，在国家的机构受到围困的时候，科学似乎又让
人相信，科学有能力进行日复一日、平庸乏味地研究，并谱写出
成功的诗篇。

很多人都认为，既然国家航空航天局已经运用超凡的技术，
成功地将两位宇航员送到月球上，让他们在"宁静海"中坐着四
轮登月车愉快的漫游，那么人们同样可以通过超凡的科学技术应
对其他挑战，而位居挑战榜上第一位的就是癌症。

今天，人们可能很难想象，在那个时代，如果病人被诊断患
有癌症，医生不会直接告知病情。那时人们真的太惧怕癌症了。 54
即便病人和家属都知道他们面临严重疾病，医生仍会注意避免说
出"癌症"二字，免得给病人心理上带来不必要的震惊。而此
时，克服这种恐惧需要依靠"来自政治的智慧"。科学、盲目的

信仰、总统的政治意愿交织在一起，兴起了一场运动，企图一劳永逸地摆脱癌症带来的威胁。

在人类登月后五个月，受人尊敬的医疗卫生倡导者、把抗击癌症当作毕生事业的玛丽·拉斯克（Mary Lasker）和哈佛大学的肿瘤学家西德尼·法伯博士（Dr. Sidney Farber）一同创建了"征服癌症公民委员会"。拉斯克与美国联邦政府交往甚密，多年来，"培养"了众多政界人士，可以凭借自己的声望和信誉开展游说。1969 年 12 月，她和"征服癌症公民委员会"看准时机，在《纽约时报》上做了整版广告，标题是："尼克松先生，你能治愈癌症吗？"《纽约时报》这样写道，"总统先生，你有权从今年开始，开启'抗癌之战'，结束癌症的诅咒。美国可以消灭癌症。"在七年之后的 1976 年，也就是美国建国 200 周年之时，应该就能找到治愈癌症的方法。（在肯尼迪总统发表著名的登月宣言之后，美国人只用了八年时间就到达了"宁静海"，有鉴于此，七年内找到治愈癌症方法似乎也合情合理。）

这则广告表明，人们相信，和登月一样，只要医疗界有充足经费保障，集中精力探寻癌症新疗法，就一定能战胜癌症。有了充足的经费和昌明的科学，总统一定可以"把这事搞定"，广告如是说。似乎战胜癌症只需要胆量和执行力而已。（约翰逊总统于 1969 年颁给拉斯克的总统自由奖更是让拉斯克名声大噪。）

但是，数个世纪以来，医生和科学家一直在努力控制和治愈癌症，但却以失败告终，许多成功对抗其他疾病的经验方法在治疗癌症上无效。与其他疾病不同，癌症给医学思维带来了前所未有的沉重负担。

1970 年，人们在正常细胞生物学研究方面取得了初步成果，对癌细胞异常行为的了解还处于早期，对于如何发展有效的抗癌疗法，基本没有线索。但是对于一线研究者，细胞的奥秘正在渐渐被揭开。正如几年后艾伯特·克劳德在她的诺贝尔奖获奖感言中所说的那样，"我们已经深入细胞，进入了人类生命的大厦，开始对所获得的财富进行盘点。"

事实证明拉斯克以聚焦的方式抗击癌症是非常有效的，但是她的运动给抗癌计划内部制造了张力，即经费是应该主要用于基础研究，以改善我们对癌症的生物学理解，还是用于寻找治愈癌症的方法，哪怕癌症诡计多端，有众多谜团尚待揭开。后来，这种张力也一直存在。

这个问题被掩盖了，至少在初期如此。1970 年 3 月众议院的一个决议称，"国会认为，1976 年就要完成征服癌症这场民族圣战。国会将拨付大量经费，用于癌症研究、相关房屋建设和设备购置……使得生活在这片土地上的公民以及其他国家的公民能免受人类历史上最严重的灾祸的困扰。"

紧随其后，参议院在 4 月下旬也颁布了一项决议，决定组建由著名的医生、科学家、商人和公民领袖组成的征服癌症小组，为癌症研究提供支持，创造动力。为了显示公平，这个小组的成员既包括共和党人，又包括民主党人，由拉斯克协助挑选。在挑选合适的共和党候选人的时候，拉斯克夫人找到了另一位颇具影响力的抗癌倡导者——约翰·D. 洛克菲勒的孙子、纪念斯隆—凯特林癌症中心董事会主席劳伦斯·S. 洛克菲勒。纪念斯隆—凯特林癌症中心是洛克菲勒家族慈善事业的重要组成部分。劳伦斯·洛克菲勒同意加入小组，并推荐得克萨斯人、律师、风险投资者、纪念斯隆—凯特林癌症中心董事会副主席老本诺·C. 施米特（Benno Shmidt Sr.）担任小组组长。六个月之后，也就是 11 月，小组受命为抗击癌症设计蓝图。很快，小组就遇到了这场战役的核心问题，即研究是应该只瞄准从现有的先导物中寻找治愈癌症的方法，还是应该允许科学家探索癌症背后的基础科学，以期揭示新疗法的康庄大道，并将其视作抗击癌症的长期活动的一部分。

在经验主义方法和机械论方法的指导下，研发新疗法有时会采取截然相反的两种方式。在医学研究几个世纪所遵循的经验法指导之下，新药或新疗法的研发始于对已知物质的观察，当一种植物或化学物质或其他物质隐约展示出疗效，研究者就会努力改善其疗效。针对一些传染性疾病的接种法就是这样发展起来的，青霉素也是这样被发现的。发明这些重要疗法的专家往往不能清楚地从分子水平解释这些物质的作用机制，但这却并未妨碍他们成功。

而机械论的方法则有本质上的不同。研究者首先需要理解一种疾病的生物学机制，进而利用这个机制，针对疾病背后潜在的细胞问题或异常来定制药物。一旦成功，研究者就可以解释疾病的生物学机制和药物的作用机制，往往还能够利用这个过程中产生的知识，开发更有效的药物，治疗相关疾病或这种疾病的变异情况。 58

在开发对抗慢性髓性白血病的重要药物格列卫（Gleevec）的时候，采用的就是这种方式。慢性髓性白血病是一种相对罕见的癌症，研发药物的过程异常艰辛。1960 年，两位研究者——宾夕法尼亚大学的彼得·诺维尔（Peter Nowell）和福克斯·蔡斯癌症中心（Fox Chase Cancer Center）的大卫·亨格福德（David Hungerford）——在 90% 以上的慢性髓性白血病患者的白细胞中发现了异常染色体。这是一种微小的染色体异常，他们以自己工作单位所在的城市把它命名为费城染色体。13 年后，芝加哥伦比亚大学的科学家珍妮特·罗利（Janet Rowley）有了突破性发现，明确这个异常染色体是由 9 号和 22 号染色体部分融合所致。数年后，人们得知这个杂交基因携带酪氨酸激酶合成指令，而这种酶可促进白细胞生长。在健康细胞中，这个酶有一个"细胞开关"（即调节因子），但在癌细胞中，这个"细胞开关"被卡在了"开"的位置，导致细胞增殖失控。在理解了这种因果关系后，科学家就找出一种能够抑制这种酶的化学物质（格列卫），负责将"细胞开关"关掉。格列卫的例子说明，机械论的方法可能会取得成功，但往往需要数十年的时间，还要有运气的成分。而最终，发现的药物只能治疗特定的基因错误导致的特定癌症。

国会任命的工作组试图掩盖不同研究路径之间的冲突。但是，对于新出台的抗癌计划，许多科学家和癌症专家暗中表示了诸多担忧：新的政府研究经费究竟应该以招标方式下发，还是以传统的资助方法给科学家们拨付自主研究经费？在第一种情况下，科学家只能开展联邦项目管理者规定的指定课题；而后者可以让他们有更多的自由去选择研究问题，根据研究发现调整研究目标。

招标制的支持者认为这种方式可以有更明确的目标，有更高的效率，而研究经费的方式能够带来成功的科研所需的创意，尤其是因为针对癌症的生物学上还有许多未知的内容。但是我们很多业内人士越来越担心这场辩论最终会走向何方。

美国国立卫生研究院的负责人罗伯特·马斯顿（Robert Marston）不相信通过招标方式能够找到治疗方法，因为癌症还 60 是如此神秘。正如他所说的，"在癌症这个问题的根本上最缺乏的是生命过程的基础知识，而并非研发能力或集中协调问题。"

癌症研究经费究竟以什么方式下发这个问题被暂时搁置，尼克松总统忙着准备他的1971年国情咨文。1971年1月，他在两院都以振奋人心的言辞表达了他远大的目标，表示他由衷地希望能够创造历史。"通过共同的努力，我们分裂了原子，把人类送上了月球。现在应该是美国以同样的共同努力征服这个可怕的疾病的时候了。让我们全国上下众志成城，实现这个目标。美国一直是世界上最富有的国家。现在，美国要成为世界上最健康的国家。"

这番雄心壮志只是尼克松在讲话中宣布的数个进步性项目之一。"今晚，我要向国会提出六个目标，"他宣布，"我不要只是简单地要求在旧的框架下做更多的新项目，我要的是改变政府的框架本身，即改革美国政府的整个框架，以便我们可以让它能够重新完全回应美国人民的需要和愿望。"

按今天的标准来看，尼克松听起来更像是民主党人而非共和党人。他提议的改革包括提出家庭最低收入保障和工作要求的福利改革、旨在降低失业率的经济刺激计划、环境治理和国家公园 61

扩展、让州和地方政府拥有更多的政策责任和税收等。他还提出了近似于全民医保的设想，致力于保证不能支付医疗费用的贫困地区和个人能得到充足的卫生服务。

当提到癌症时，尼克松的讲话内容十分具体。"我将请求额外拨款1亿美元，为找到癌症的治愈方法发起一场深度的战役。此后，我还会请求任何能够被有效使用的额外的经费。"他还提议将美国国家癌症研究所的经费提高近一倍。"这将是开启美国医学新时代的一届国会。"

是的，针对癌症的"战争"开始了。

然而，关于如何分配增加的经费的最佳方式的争论却未停止，而且还变得更加激烈了。麻省理工学院教授、诺贝尔医学奖获得者萨尔瓦多·卢里亚（Salcador Luria）在1971年国会证词中认为，通过"登月"式的科研方法能够很快找到治愈方法是"自欺欺人"，而且会"误导公众，带来危害"，"因为在科学上这还不成熟"。

萨尔瓦多·卢里亚还表示，直到近10年，癌症才被看作一个严肃的研究问题，因此，已经实现的生物学和遗传学的重大突破虽然令人鼓舞，但要找到有效的治疗方法，还有待时日。他说癌症研究是"一个让人极其沮丧的事情"。他说得很对。

国会将这些问题留给了专家们，同时批准了总统请求的经费。1971 年 12 月 23 日，尼克松签署了《国家癌症法案》，使之成为法律。他说，"我希望在未来的某天，当我们回顾今日我们的所作所为时，会将今天的行动看作我这届政府最重要的行动。"美国国家癌症研究所经费从 1971 年的 2.33 亿美元，增加到了1977 年的 10 亿美元，而 2011 年，这个数字变为 50 亿美元。

在美国国家癌症研究所忙着制订行动计划的时候，我被卷入了关于战略的辩论中。1972 年 8 月，美国国家癌症研究所请求国家科学院医学研究所组成一个专家小组评估其方法，我是这个11 人评审小组的成员。组长是刘易斯·托马斯。他离开了纽约大学，到耶鲁大学医学院担任院长。我们争论的问题是美国国家癌症研究所应该集中精力寻找治愈癌症的方法还是进行基础科学研究，应该由政府集中管理还是放权让得到资助的科学家有自主选择。

我们在 1972 年 12 月完成了最后报告，报告中的结论反映了我们深深的担忧，害怕这场善意的"战争"可能带来破坏。报告称，"在我们看来，《国家癌症研究计划》中的一个缺陷就是'我 63们对癌症的了解非常欠缺的问题'没有得到应有的重视。"

我们认为将项目由一个渠道集中控制是极其愚蠢的，对此提出了最激烈的批评，因为这样做等于是开出了失败的处方。我们认为，设计应该更加灵活、开放，允许百花齐放。我们表示，

"如果国会和公众将《国家癌症研究计划》看作是一个旨在调动全社会所有相关机构、专业人员和技术人员，参与一场统一协调、合理化的'抗癌之战'的总体方案的话，那他们的理想必然会彻底破灭。"

我们还担心美国国家癌症研究所行动太慢。我们的小组只评估了该所的策略，因为尽管法案已经通过一年，但美国国家癌症研究所还是没有拿出具体的行动计划或详细的执行方案。这表明执行过程中遇到较大的障碍。

美国国家癌症研究所提出了初步的策略，描述了其基本的方法。文件中有一个大的图片，用带有轮辐的车轮表示了他们的目标。轮子的内圈有 7 个"目标"，而外圈的轮辐周围有 72 个"方法"。

我们对这种设计所暴露出的天真感到吃惊。这样一种刚性的机构会毁掉好奇心和创意，而鉴于我们对癌症的基础生物学方面理解上存在巨大的漏洞，这是一个很大的缺陷。在探索太空的时候面临的挑战大多只是技术性的——我们知道如何建造火箭以摆脱地球的重力吸引，所以工作就变成了让聪明的工程师开发助推系统和在登月路程中保护航天员的系统，而不是发明崭新的科学。而在癌症的问题上，我们还在试图理解我们的敌人的变身术的本质。由刘易斯·托马斯执笔的最终报告表达了我们对目前规划的"抗癌之战"的深切担忧，我们担心战役还未开始就已经偏离轨道。"我们感到一切行动都由中央总部指挥，所有或几乎所有的重要想法已经产生，一些艰难问题也会被解决。但这个规划没有考虑到发生任何出乎意料的事情的可能性，如果我们真的想获得对癌症的理解的话，以后一定会出现出乎意料的事情的。"

显然支配资金的这些人没有认识到对于基础科学的投入不仅仅可以为癌症治疗带来突破，还可能为其他许多疾病的治疗带来进步。正如在未来一再被证实的那样，传染性疾病、自身免疫疾病、心血管疾病、糖尿病等代谢性疾病都得益于我们倡导的分子生物学研究。而且在这些领域，回报来得更早。这些成果包括治 65 疗病毒性疾病的疫苗、治疗传染性疾病的抗生素，以及治疗一些心脏病的方法。

我们从美国国家癌症研究所没有得到什么回应，在政府准备为大型研究项目出资时，我仍然感到不安。不同机构的科学家在对于 DNA 传达其指令、基因表达所涉及的通路，以及为什么微小的基因错误会扰乱表达方面，都有了全新的深入见解，但是我们当时还不能将这些发现转化为疗法。换言之，我们还处在遗传学和分子生物学的起点，而非新的抗癌药物研发的起点。对于乳腺癌、前列腺癌、直肠癌等实体癌，治疗的主要方法还是手术，但手术只能切除尚未转移的肿瘤。

大多数形式的化疗都只能带来暂时的缓解，这与医学对其他疾病的成功抗击形成了对比。疫苗对天花等传染性疾病几乎是 100% 有效，而最好的抗癌药物只是有时能发挥作用，而在那时候，我们往往不能准确预测哪些病人能够受益，哪些病人不能。有些发生了转移的癌症可能暂时缓解，但一旦复发，就来势汹汹，而我们经常不能预测何时会出现这种情况，也说不出原因。

66　　我开始和朋友们讨论如何解决这些问题。首先，如果研究人员不能够像尼克松总统和国会期待的那样在相对较短的时期内找到"治愈"癌症的方法，可能会影响公众的信任。而这个结果几乎一定会出现。这样一来，我们继续进行基础科学研究所需的资金就可能打水漂。

更糟糕的是执着于寻找"治愈之法"会给各个大学带来压力，让他们为了获得科研经费而偏离轨道，转向药物开发，寻找"魔弹"。哥伦比亚大学以传统方式获得了大量来自联邦政府的经费用于基础性研究，因此，我担心我们的学术愿景可能被扭曲。

我向我昔日在美国国立卫生研究院的导师、时任斯坦福大学生物化学系主任的阿瑟·科恩伯格表达了我的焦虑。彼时，科恩伯格是负责形成《国家癌症法案》建议的国家癌症专家小组的成员。我非常紧张，不敢向政府抱怨，因为我们太过依赖政府的研究经费，但是科恩伯格敦促我向国家癌症专家小组组长老本诺·施米特写信。

最后，在1975年2月11日，修改了多次后，我给老本诺·施米特写了一封长约一页的信，解释为什么大量的经费要专门用于遗传学和分子生物学基础研究；而对开发"治愈之法"的期望，不管有多么诱人，都必须要降低。我还针对可能给大学研究 67 带来的潜在的负面影响做出了警告。"一方面，吸引国家癌症研究所的经费对许多科研机构带来的压力有远期的影响，可能导致它们的学术活动失衡，最终，影响到这些科研机构的稳定性和质量。"我在信中写道，"我表达这样的担忧，但并不认为它是《国家癌症研究计划》的'错误'，而是我察觉到了一些我认为从现实上看来人们不希望出现的副作用。"

抱有不切实际的希望，可能对已经受到质疑的癌症研究带来毁灭性的打击。这种情况可能会延续多年，因为我们焦急地等待着"治愈之法"的来临，急切盼望最终会结束居高不下、不断攀升的癌症死亡率所带来的人间悲剧。我们被评估、批评、敦促，这种情况可能还要持续多年。（例如，1986年，《新英格兰医学杂志》上的一篇典型的文章抱怨道"我们正在输掉抗击癌症的战争"。）在这场战役的早期，我希望我们可以有一个有持续性的规划，最重要的是，有一个能取得长足进步和成功的规划。我坦露了心中疑虑，也不期待有任何回应。我还得为哥伦比亚大学和学生担心。

六天后，我收到了施米特写给我的回信。这封信只有一段话，他说，"我认为你的建议很好，我会保证行动按照你提议的路线进行。"

68　　不久以后，他邀请我去华盛顿。我与美国国家癌症研究所的负责人见面，讨论我的想法，施米特推荐我担任由三人组成的总统癌症问题顾问小组成员。这个小组每隔一个月在贝塞斯达的国家癌症研究所碰头一次，负责监督执行《国家癌症法案》和研究所的其他项目。我突然发现自己进入了这场新的战争的中心。

6 教会癌细胞死亡

20 世纪 70 年代早期，当我还在应对癌症研究的资助方式的 69 争论的时候，纽约西奈山医学院微生物学教授夏洛特·弗兰德（Charlotte Friend）已经开始了使用病毒，通过引导基因突变诱导鼠患白血病的实验。为了更好地理解病毒如何将健康细胞转化为癌细胞，她决定使用病毒"过度感染"血细胞，也就是说，强行使更多病毒进入小鼠细胞内。

为了达到这个目的，弗兰德用二甲基亚砜处理细胞，增加细胞膜对大分子的通透性。二甲基亚砜是纸浆生产和造纸的副产品，人们曾一度相信把这种物质涂抹在皮肤上会产生神奇的治愈效果。但是因为其有效性得不到证实，而且二甲基亚砜是已知有毒的极性分子家族的一种，1965 年起，美国食品药品监督管理局禁止这种物质用于人体。 70

二甲基亚砜只是她实验的第一步，在对细胞进行处理后两到三天，她观察到了令人惊奇的现象：在处理前无色的小鼠白血病细胞变成了粉红色和红色。

我自己则在哥伦比亚大学继续探究红细胞内血球蛋白基因的表达调节，并发表了相关文章。血球蛋白，更确切地说是血红蛋白，是红细胞内的重要蛋白质，而红细胞在通过肺的时候携带氧。血红蛋白形成过程中，铁分子进入血球蛋白，让它带上了独特的红色。弗兰德阅读了我的一些文章后，邀请我去对她观察到的现象进行讨论。她直接切入正题。

"哪种人类细胞是红色的？"她问道。

我答，"只有一种。"

我告诉她是血红蛋白。弗兰德所发现的是，白血病小鼠血细胞中的一个基因功能被白血病关闭，二甲基亚砜则能打开这个功能。这就是二甲基亚砜诱导受感染的小鼠白血病细胞产生血红蛋白，让这些细胞从病态细胞变成健康细胞的机制。这是一项全新的发现。1971 年，她在《美国国家科学院学报》上报告了她的发现，在其论文《病毒诱导白血病鼠细胞中的血红蛋白体外合成：通过二甲基亚砜刺激的红细胞分化》中，她为这种令人惊奇的反应提供了一个理论。"二甲基亚砜的这种可逆行为也许可以被视为不允许白细胞成熟的消抑制作用。"

我很想知道，这个令人称奇的插曲是否能推动我的研究，让我进一步发现血球蛋白基因在细胞内的表达是如何受到控制的。我询问弗兰德是否可以分一些鼠白血病细胞和二甲基亚砜给我，我想复制她的实验。她邀请我到位于麦迪逊大道和东 101 大街交会处的西奈山医院，从在那里的实验室取了一些样本。

我们需要有计划、有目标，但是在任何时候，如果有了新的信息，随时可以改动计划——严肃科学本该如此。当一个有趣的事件发生的时候，科学家不应该仅仅是被动接受，而应该准备好利用这个机会，探寻这个意外现象的意义。研究、规划和纪律很关键，但出现未预料的情况之时，优秀的科学家要会随机应变。正如诺贝尔奖得主彼得·梅达沃（Peter Medawar）写道的，"对良好的科学而言，有准备的头脑必不可少。"意外有时会通向失败，但有时却会带来巨大发现。

我满怀激动，带着弗兰德给的样本回到我的实验室，并用二甲基亚砜处理小鼠细胞。我等待，然而却没有得到预想的结果。装有小鼠白血病细胞的试管没有变红。我又重复了一次，但二甲基亚砜还是不管用。我没办法，只好给弗兰德打电话，告诉她我失败了。她说，她早料到了。

科学家是人，也会犯错。仔细检查后发现，原来是她给了我错误的细胞样本。我把这看作是对我的意图的偏执和对她人品的考验。她最终同意给我正确的样本，于是我很快就看到了试管里泛出的红色；大约有三分之二的癌细胞突然间被染上了生动的颜色。我内心惊叹不已。

就像是人们看到麦田怪圈的心情一样，我觉得这要么是一个有趣但无意义的新发现，要么是一个来自细胞深处的信号，意义重大，但却难以理解。

而事后证明这一切只是一个开始。我观察了试管内染红的细胞几天，起初我感觉一切很神秘，之后，却被另外一个观察到的现象震惊了。二甲基亚砜不但让垂死的细胞功能瞬间恢复了正常，而且还阻止了癌细胞继续生长。白血病导致了血液细胞增殖失控，而在所有经二甲基亚砜处理过的样本中，癌细胞增殖停止了。

我脑海中闪过一个念头：难道我是要找到治疗癌症的方法了吗？

20 世纪 70 年代早期，在几十年的科学攻关后，我们开始从基础科学的层面理解癌细胞的行为。正常细胞发生的一个变异，或者更常见的，发生的多个变异，可以将正常细胞——人体这台生物机器中的"齿轮"，发挥微不足道的作用，但却非常关键——变成连环杀手。这种变异干扰正常细胞行为的调节过程，导致癌细胞分化失控、拒绝死亡并获得移动能力，转移到身体其他部位，毁坏正常组织和器官。但我们对于如何控制或逆转这些致命的遗传学"叛乱"仍然几乎一无所知。

我在很长时间内一直关注一个相对较小的问题，那就是在红

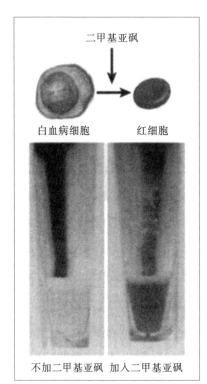

夏洛特·弗兰德发现将溶剂二甲基亚砜加入到装有小鼠白血病细胞的试管中会刺激血红蛋白的生成。试管从透明变为红色。

细胞内基因如何表达其加密的信息。由于癌症的复杂性，我还没 74 有真正触及它本身，但我相信我在做出贡献，在为理解癌症的机制奠定基础。现在事情似乎有了较大的变化。我试管里的鼠血细胞准确无误地显示：我找到了一种可能诱导癌魔改邪归正，不再威胁健康细胞的化学物质。

从化学的角度看，二甲基亚砜是一种简单的分子，用公式表示：

$$-O=S-(CH_3)_2$$

左边是一个氧气分子，组成了极性基团，连接到一个硫分子。极性基团有化学反应性，在正常过程中，会附着到人体分子上。在二甲基亚砜分子的右侧，硫连接到两个甲基基团，也参与健康细胞的多种代谢反应。所以我们的第一个挑战是确定二甲基亚砜的哪一边——极性基团还是甲基基团——在阻止癌细胞生长。

我们在小鼠白血病细胞上进行了很明显的试验。首先，用其他化合物代替二甲基亚砜作为甲基来源，结果没有任何反应。但75当我们用有极性的化合物代替的时候，白血病细胞立刻停止了生长。于是我们得出结论：我们的目标是某种极性分子。二甲基亚砜这样的工业溶剂毒性太大，不适合人类使用，我们必须要找到一种安全的、能带来同样结果的极性化合物。

我认真研究了一系列的极性化学物质，但是作为专业研究分子生物学的医学博士，我对这些化学物质的名字一窍不通。我与有化学背景的同事合作，选择了十多个化学物质，给一个供货商下了订单。所有的极性化合物都像变魔术一样，让小鼠白血病细胞产生了血红蛋白，停止了继续生长。（我在1975年发表的一篇论文中对这个结果进行了解释。但是这个现象太复杂，20年后，我们才明白，极性化合物起效是通过阻断人组蛋白脱乙酰化酶。）这些发现让我们觉得很有希望，但是我们还是处在黎明前的黑暗中，我们最后还需要试验极性化合物是否能阻止癌细胞在人体内的生长。

我们没有让这个问题耽误寻找强效的抗癌药物的步伐，继续寻找另一种能够被人体耐受的极性化学物质。我给我的朋友、默克公司研发部的负责人罗伊·瓦格洛斯（Roy Vagelos）打电话，把我的发现告诉了他，询问他是否可以从他们的药品研发流水线中给我一点极性化学物质。我希望默克公司的化学家那里有能够起到二甲基亚砜作用，而又没有副作用的替代物质。罗伊慷慨地安排人给我送了约 200 种化合物，尽管他对自有化学物质的配方 76 保密。结果，没有一种化合物具有二甲基亚砜的作用。

然而，有另外一个令人高兴的意外事件为更加有效的方法打开了大门。我实验室中的一位才华洋溢的博士后罗伯特·鲁宾曾经师从哥伦比亚大学化学教授罗纳德·布雷斯洛（Ronald Breslow），她建议我们与布雷斯洛联系。布雷斯洛立刻被这个研究吸引了，继而开启了我们之后持续 30 余年的合作。在我解释了我们的发现后，他在黑板上画出了几种极性化合物的结构图。他说，如果一个化学物质，比如二甲基亚砜上的一个极性基团，是好的，那么两个极性基团就可能更好。所以他建议制造一种两端都有极性基团的化合物，用 1—8 个碳分子中任何量的碳分子隔开，然后逐个进行测试。

我们在实验室里确认，可以通过两个极性基团被 6 个碳原子隔断的那种化合物取得最佳的效果。这个化合物叫作六亚甲基双乙酰胺（HMBA）。它在将小鼠白血病细胞变红方面的作用比二甲基亚砜强 50 倍，而对试管内的正常细胞无毒性。

下一步就是在试管中测试六亚甲基双乙酰胺对各种癌细胞的作用。我们获得了专门为我们这样的研究保存在美国国家癌症研究所的 60 多种不同的人类癌症细胞系。六亚甲基双乙酰胺使这些癌细胞停止生长。看到这些发现所带来的希望，我们感到非常激动，以为我们已经接近理解这些化合物停止癌症生长的机制了。

当然，真正的问题在于在试管以外，这些化学物质效果如何。六亚甲基双乙酰胺能让人类肿瘤停止生长吗？我们决定启动通向发现结果的第一小步：在实验诱发白血病的活小鼠中试用六亚甲基双乙酰胺，结果失败了。药物对白血病没有疗效；不管是否接受六亚甲基双乙酰胺，小鼠都在 6—8 周后死亡。

在我们发表于 1979 年的《生物化学年鉴》的一篇文章中，我们描述了我们如何发现了一种潜在的停止癌症生长的"新的激发机制"，但同时承认其工作机制仍然是个谜。我们也不知道为什么六亚甲基双乙酰胺能够在试管中起作用，却在阻止小鼠肿瘤生长上失败了。

我们见识到了癌症这个疾病的神秘和狡猾。我们面临的每一个新问题，都引发一连串新的分子学难题，考验着我们对于细胞的科学理解。但是我们知道，在 1980 年之前，我们用一种不杀死健康细胞的化学物质阻止了试管内癌细胞的无限增殖。这是一个开端。

7 癌症研究的政治

病毒是一些原始的、狡猾的，包裹在蛋白质外壳内的遗传物 79 质束，是用具有感染性的弹药"轰炸"细胞的分子学"无人机"。所以，探索病毒如何引发癌症为 20 世纪 70 年代一系列重要的发现开辟了一条道路。一旦确定某种特定病毒是致癌病毒，比如能够导致肝损伤、最终导致肝癌的乙肝病毒，人们就开始研制疫苗，以减少这种疾病的传播。大约 20% 的癌症可能是由病毒引起的。在"抗癌之战"的早期，这些是预防一些癌症的重要步骤，但为了扩大打击，研究者还需要理解细胞学行为的基础，以及正 80 常细胞被转化为癌细胞的种种方式。

我们知道有些能够引起癌症的病毒在细胞外壳内有 DNA 束。这表明这个遗传软件，一旦插入到宿主细胞，就会发出导致细胞异常生长的加密指令。这就是病毒 DNA 将健康细胞变成恶性细胞的方法。

但是在 20 世纪 70 年代，一个惊人的发现对这个模型提出了挑战：一个已知会引起癌症的病毒——会诱发 T 细胞白血病的

HTLV-1 病毒（人 T 淋巴细胞白血病病毒 1 型），不包含 DNA 而包含 RNA。那时候，人们认为 RNA 只是遗传信息的传递者，是信使，而不是包含指令的一个信息库。发现一个只含有 RNA 的病毒就像是发现一个能工作的汽车只有变速箱却没有引擎。

在那之前，人们都以为信使过程是单向的，从主要的遗传软件蓝图——DNA，传递到作为传播媒介的信使 RNA，然后 RNA 将信息带到细胞制造新的蛋白质的地方，让这些遗传指令发挥作用。

DNA → RNA → 蛋白质合成

但如果只含有 RNA 的病毒导致蛋白质以及健康细胞 DNA 的致命性变化，那么这个过程似乎也可以反向运行；事实上，信使也在创造主软件，而不仅是传递主软件发出的信息。这些病毒被命名为逆转录病毒，因为其 RNA 以反向方式工作。（导致艾滋病的艾滋病毒也许是人们最了解的逆转录病毒了。）它们依靠一种叫作逆转录酶的酶，以自己的 RNA 来制造新的 DNA；然后 DNA 被嵌入到健康细胞的基因中，导致癌性突变。

戴维·巴尔的摩（David Baltimore）、罗纳托·杜尔贝科（Renato Dulbecco）和霍华德·特明（Howard Temin）因为发现逆转录酶，共同获得 1975 年诺贝尔医学奖。

在这个突破后面是一个喜忧参半的讯息：科学家发现了一个

重要的细胞传递信息的新方法，但也让人们意识到，人类对于癌细胞的产生机制实在知之甚少。不过"抗癌之战"早年还是令人振奋且成果丰硕的，科学家深入挖掘健康细胞和癌细胞的分子学机制，揭开了很多神秘的面纱。

后来，迈克尔·毕晓普和哈罗德·瓦尔姆斯（后者是我在哥伦比亚大学任教时的学生）证明，动物逆转录病毒的致癌基因，实际上是由几乎存在于包括人在内的所有动物的正常细胞基因衍生而来的。他们发现，这些细胞基因在大部分人类癌症中都发生了突变。这些基因所制造的蛋白质变成了多种癌症新疗法的靶点。因为这个发现，迈克尔·毕晓普和哈罗德·瓦尔姆斯于 1989 82 年获得诺贝尔奖。

不久以后，德国研究者哈拉尔德·楚尔·豪森（Harald zur Hausen）证明人类乳头瘤病毒可能引发女性宫颈癌，这是让科学家可以开发新疫苗、预防宫颈癌的又一重大突破。哈拉尔德·楚尔·豪森于 2008 年获得诺贝尔奖。

这些发现让我们看清，如果我们想要开发更好的癌症治疗方法，很有必要更多地投入于基础科学和分子生物学研究。遗憾的是，我们不确定联邦政府和公众舆论团体是否有这样的耐心。

政策制定者们还沉浸在再来一场"登月"般的战役的幻想，希望尽快找到治愈癌症的方法。他们对玩味必须要回答的生物学问题没有什么兴趣，但回答这些问题却需要数年的时间。我们打的既是一场医学战争，又是一场华盛顿式的资助战争。

作为尼克松对抗击癌症立法的后续活动，白宫于 1975 年 1 月组建了负责制定国家生物医药研究综合策略的科学家小组，其本意是要大动作地找出合适的研究和资助的重点。我被选入这 83 个七人小组中工作，组长是时代镜报公司主席（该公司当时拥有《洛杉矶时报》）、加州大学洛杉矶分校前任校长、学医出身的富兰克林·墨菲。

我们在白宫旁边的老国务院办公楼里，在卫生、教育和福利部部长卡斯帕·温伯格的见证下，接受了副总统纳尔逊·洛克菲勒的办公室委任。我们只有 18 个月的时间制订战略规划。我们很快就开始了工作，从学术专家和生物医药智库搜集了制订良好建议和撰写委托报告所需的大量有关生物医药研究状况的信息。

尽管这是一件重要的事情，但是在华盛顿的许多大人物眼中，这并不是什么大不了的工程。公众中，甚至于政府中都很少有人意识到小组所进行的工作，以及这项工作对于癌症研究和生物医药研究的意义。

我们小组成员聚集起来，提炼数据，形成了每个研究和药物研发领域的具体策略。报告集中提供了当时最权威的生物医药科学和医学知识。我们认为，联邦政府大规模支持基础生物医学是

"了解如何预防和控制疾病的唯一可靠的基础"。

在我们对未来的公正的估计下，我们的报告言辞略显激烈。我们敦促联邦政府支持美国国立卫生研究院指导下的基础科研，84不要因为对快速找到治愈癌症或其他疾病的方法抱有幻想，而将太多的经费投入到直接寻找治愈癌症的方法上。我们写道，"在所有科研机构中大力开展基础研究，对于持续保持生物医药研究力量至关重要。"但我们同时警告道，如果美国国立卫生研究院变成一个只是试图将科学转化为治愈方法的服务机构，"世界上最优质的科研资源将会被置于危险的境地"。

我们的想法在1976年5月由爱德华·肯尼迪议员主持的国会听证会上经受了考验。委员会的成员赞赏我们的报告，但是，政府官员却在背后抱怨报告没有包括关于重大疾病的疗法的具体步骤。《华尔街日报》1976年5月3日报道："卫生、教育和福利部的一些官员私下不讳言他们对墨菲小组报告的失望。这些官员认为，这个报告十分自私。"他们和"一些国会议员"的关切在于，我们小组强调了基础研究的重要性，而没有强调"与当前医疗上关心的问题更直接相关的活动"。政治远远地走在了科学的前面。

这是1971年《国家癌症法案》通过后，像我这样的科学家和玛丽·拉斯克及其市民委员会之间爆发的争论的再现。尽管我

85 们已经取得了一些科学上的进步，但还没有掌握治疗许多疾病所需要的基础知识。这些疾病不仅包括癌症，也包括精神疾病和一些类型的心脏病。在很多情况下，我们都在黑暗里摸索，我们的小组不想无视这一事实。

1976 年 4 月，在我们小组的报告完成的时候，批评就带来了不良的影响。尽管我认为生物医学报告全面而且有远见，它还是被否定了，而制定国家生物医药研究战略的机会也丢失了。各党派在任何时间都可以认定某一项卫生问题十分重要，而经费则成为了这种卫生问题的抵押品。

这次经历令人沮丧，但是它凸显了治愈癌症在很大意义上是一个政治任务，而非医学任务的现实。这让我们意识到，成功不是需要做好一件事情，而是要做好每一件事情。

当然，政治甚至是腐败在决定医学研究道路上产生影响的现象，并不仅仅存在于美国。我受伊朗政府邀请，帮助该国建立世界级的医学中心的经历，更是把这一点展示得淋漓尽致。这场遭遇开始于 1974 年 12 月，我意外地收到一封信，邀请我去德黑兰拜见伊朗国王，为伊朗建立一所现代化的医学院，并担任一个大型癌症中心的顾问。

哥伦比亚大学校长威廉·麦吉尔和我于 12 月飞抵伊朗。到
86 达后，我们快速通关，被送到了一个豪华酒店。我们的套房放满

了香槟和鱼子酱，而且还能看到北方山顶上覆盖着积雪的漂亮山景。

第二天，我们乘车去王宫，国王接见了我们，并表示他想新建一所大型的医学中心，一方面是为了培养更多的医生，另一方面想吸引在海外的伊朗人回国帮助国家的发展。在国王的请求下，我同意组织哈佛大学、康奈尔大学、芝加哥大学和加州大学旧金山分校等其他几所美国大学医学院的领导，为新建的医学院和其临床医院设置课程计划。这看起来是很有价值的工作，伊朗人民也需要更好的医疗服务啊。

不久以后，我被告知，我组织的顾问委员会要直接向公主（国王的双胞胎妹妹）汇报工作。这不是一个好兆头。在1976年的一次访问中，她邀请我在公主府用晚餐，在谈话间，她对我说，我必须将政府提供的预算的很大一部分直接交给她，以便"促成"这个项目实施。后来在与卫生部的人见面的时候，我们又被进一步告知，预算中的一部分要返给部长办公室。

后来我询问是否可以去农村看看，感受一下伊朗农村地区的 87 情况，我遇到了新的障碍。我看到一些村子很贫困，没有电，没有自来水，而村子的领导人员，也就是教会神职人员，明确表示他们反对建立医学院和其临床医院。他们坚决反对用英语授课，拒绝接受我们提议的既招收男生也招收女生的计划。神职人员还表示，他们会抵制国王支持的一切项目，因为他们仇恨王室。

1979 年 1 月，在医学院和癌症中心的计划还没有向前推进的时候，伊朗革命推翻了国王的政府，国王被流放，1980 年死于癌症。这件事又给我上了一课，那就是在现实中，科学永远都不是在真空中运行的。

8 变革的催化剂

"你知道去年的海斯曼奖杯得主是谁吗？" 89

我听到这个问题时，微微顿了一下。不过，既然这个问题是得克萨斯州州长提的，那我必须得好好答。可我真不知道1977年谁是这个橄榄球比赛奖杯的赢家。不过，我可以肯定，得主肯定是个能让得克萨斯州人感到骄傲的人物。

"我怎么记不起来了？"我回答道，"但得主肯定是一位出色的球员。"

这段对话发生之时，得州州长多尔夫·布里斯科正在和我面谈，看我是否能胜任位于得州休斯敦的MD安德森癌症中心院长之职。当我不得不遗憾地表示我不知道的时候，他脸上也流露出同样的遗憾。他告诉我奖杯得主是得州大学出色的跑卫厄尔·坎 90贝尔。他揭晓答案时，很努力地让自己的语调透出热情，可那场景还是让人感到异常尴尬，仿佛刹那间屋子里突然缺氧了似的。他希望担任这个领先的医疗机构的领导，是一个能够全心为得州摇旗呐喊的人。我显然没入他法眼。我则认为MD安德森癌症中心是美国国内次佳的癌症中心，比不上纽约的纪念斯隆—凯特林癌症中心。

除了橄榄球这个体育方面的小事儿，我对于这个工作还有其他方面的担忧，这个担忧与我在哥伦比亚大学医学院担任副院长时建立大型癌症中心过程一直不顺有关，我担心 MD 安德森癌症中心和哥伦比亚大学一样，非常不看重基础科学研究。

我感觉我们的一些顶尖的医学院太过条块分割，不能够做到临床和科研的有效"联姻"。在 MD 安德森癌症中心邀请我前去担任院长前的三年，我一直试图在哥伦比亚大学破除条块分割的壁垒，但即便如此，要建立一个覆盖面广、专业性强的癌症项目，我仍感到阻力巨大。

在当了三年医学院副院长后，1973 年我如期卸任，但是哥伦比亚大学校长威廉·麦吉尔劝我继续担任医学副校长的行政职务。这是个新设立的职位，它的行政工作负担很轻，我可以专注科研。更重要的是，在这个职务上，我可以组织力量继续哥伦比亚大学的癌症研究，并发起一场运动，为医学院赢得政府认定的"综合癌症中心"的地位。

综合癌症中心的认定工作是 1971 年《国家癌症法案》中的一项重要内容。要想获此认定，有关机构必须要在科研能力上出类拔萃，此外还要具备良好的癌症相关研究项目基础。其目的是通过发挥实验室研究、创新的临床研究和预防研究项目三方面的合力，共同抗击癌症。

1972 年初，美国国家癌症研究所认定了三个中心：纽约市的纪念斯隆—凯特林癌症中心、休斯敦的 MD 安德森癌症中心和纽约州水牛城的罗斯威尔·帕克癌症研究所。1974 年又增加了几所，包括波士顿的丹娜—法伯癌症研究所、芝加哥的芝加哥大学综合癌症中心、巴尔的摩的约翰·霍普金斯大学西德尼·金梅尔综合癌症中心。今天，共有 41 家中心，分布在 23 个州和哥伦比亚特区。

我们在哥伦比亚大学的基础研究项目实力雄厚，实验室设在弗朗西斯·德拉菲尔德医院。我们基础科研部门的几位教员参与了优秀的研究项目。但是，由于纽约市的财政危机，地方政府准备关闭德拉菲尔德医院及其实验室。我们找到美国国家癌症研究所，希望能得到资助，建立新的设施，但是他们表示，只有我们中心被认定为"综合癌症中心"，他们才会进行资助。

我们不得不准备申请这个资格认定。但是在 20 世纪 70 年代中期，哥伦比亚—长老会医学中心的临床癌症项目几乎不做原创研究，只是参加了几个癌症药物试验和癌症诊断早期发现的新方法的评估。事实上，临床科室——内科、外科、儿科和妇产科都没有专门的癌症小组。我们 60% 的癌症患者都有一种无法由外科治好的疾病，但却只有不到 3% 的病人进入了"创新临床抗癌

92

药物试验"。美国国家癌症研究所需要我们做更多的工作，然后再考虑给我们经费新建大楼，认定哥伦比亚—长老会医学中心为"综合癌症中心"。

还有一系列的机构藩篱导致了哥伦比亚—长老会医学中心的滞后。一方面，医院的大部分医生都是私人医生。他们不是医院或医学院的全职职工。照顾癌症患者，尤其是无法手术的癌症患者是极其复杂、耗时且令人沮丧的。简言之，在医学上，是挑战；在经济上，投入的时间不能获得相应的回报。尤其是参加临床试验的癌症患者。临床试验需要填写更多的文书表格，完成更多的监控和随访。这些工作不能盈利，所以对大部分私人医生缺乏吸引力。

我最后说服了总管临床科室的主任招聘癌症专科医师，来支撑我们向美国国家癌症研究所提出申请，并改善科研。我们最终获得了成功。1976 年，我们被认定为"综合癌症中心"，这让我们可以获得修建新的实验大楼的经费。

这是进步，但是在哥伦比亚大学仍然有我不能完全克服的阻力。尽管有了上述改革，但我却感觉到临床科室仍然没有将肿瘤学或癌症治疗视为重中之重，结果导致照顾病人的质量没有达到我期望的程度。在研发新的抗癌药物或疗法上，我从未起过领导作用。

基础科研项目繁荣发展，研究者探索病毒在诱发癌症过程中的角色、环境危害、免疫疗法、新的检测方法和新的抗癌药物。但是，我们并没有在临床上进行试验的床位，也没有临床肿瘤学家参与研究，好像我们轻松就取得了成功一样。所以，1979 年，MD 安德森癌症中心打来电话询问我是否愿意去当主任的时候，我是持接受态度的。

在我们仍然年轻的"抗癌之战"中，我收获了有益的经验和教训，知道了如何领导项目取得进展。我想，也许我可以将这些想法在休斯敦付诸实践。MD 安德森癌症中心性格开朗的主任、与我一起在总统癌症问题顾问小组中任职的 R. 李·克拉克，最先和我接触。起初，我们讨论了对中心的未来规划，但很快我就发现我们之间存在现实的不同。

我的观点是，由于肿瘤生物学极其复杂，而且理解癌症和研究治疗方法又需要极其广泛的科学知识，从病人照顾到基础研究的整个科学和医学界都必须紧密合作。而我在以二甲基亚砜为基础，开发有效的抗癌药物的过程中，学到了一点，那就是我们永远不知道希望会来自何处，连工业溶剂都可能为我们打开一扇希望之门。而克拉克则认为，MD 安德森癌症中心的每一个人都要直接参与癌症研究，研究的重点则放在开发新的治疗方法上。我认为，这种想法是有局限性的，我也向他表达了这个看法。

我说，我曾长期研究地中海贫血这种遗传性血液病。我承认，这种病不属于癌症，那时候我的实验室里的确连一个癌细胞也没有，但我相信我那时所了解到的关于基因、酶、基因表达的行为适用于癌症治疗。但是克拉克认为对于癌症研究的解读如果过于自由，会偏离 MD 安德森癌症中心的真正目标。

95　　这个争议，加上令人不快的海斯曼奖杯得主的小事件，让我坐立不安。我返回纽约后，立即咨询了一位熟悉的朋友本诺·施米特。他是得州人，我觉得他可以帮忙分析并给出建议。

在我解释了我的困境——在哥伦比亚大学受挫，MD 安德森癌症中心的关注点又过于狭窄后，施米特向我摆手道，"我是得州人，所以我可以告诉你，你在那儿干不长，"他说，"得州的政治，你应付不来。"然后他又含糊其辞地说了些当时我完全不懂的话。"我倒是想到一个好地方适合你工作。"

不管是从个人的角度，还是从作为这场医疗"战争"长官的角度，我都感觉进退两难。我们已经在理解肿瘤生物学方面取得了进步，但是在哥伦比亚大学——其他医学院校也一样——将这些进步转化成治疗方法的行动却出现了滞后。

那时我们已经知道癌症涉及基因突变，某些正常基因可以通过病毒或其他方式转变为导致恶性病变的"原癌基因"。我们也找到了可以抑制肿瘤生长的特殊保护性基因，而这些"抑制子"

一旦被关掉，癌症将不受阻拦、疯狂蔓延。最近，研究者在对许多种不同的癌症分析中找到了 70 种抑制基因、47 种原癌基因。

在临床上，只要肿瘤是局部的，手术仍然是实体肿瘤的主要备选治疗方法。一旦转移，我们就要用药物或放射治疗来争取一些时间。抗癌药物一般都是以 2—4 种不同药物联合的"鸡尾酒"的方式使用的。每一种药物都被认为可以攻击癌症细胞的不同靶点，但是我们对于靶点有哪些、哪种药物起效、为何起效，还都不是很明白。我们也不是十分清楚为什么药物常常会失效。

我们在淋巴瘤和白血病等"液体"肿瘤治疗方面，通过使用化疗和放疗，有了一点点改善。但是在 1980 年，也就是几年之后，新的有效抗癌药物并未上市。肿瘤学界需要变得更有创新意识。

我坐立不安，但是，我拒绝了 MD 安德森癌症中心的工作机会，并将它抛之脑后。那年秋天施米特邀请我和妻子琼去吃饭。我们以前去过他家，与他相处很愉快。这一次，我们进屋后却在当晚不多的几位宾客中发现了纪念斯隆—凯特林癌症中心董事会主席劳伦斯·洛克菲勒。这是我与这位后来的密友、对我的职业生涯产生关键性影响的人的初次见面。

我们喝着鸡尾酒，聊了一个多小时。这样的情况在施米特家很常见，琼和劳伦斯移步至起居室一角，聊了很久，而且聊得很投缘。劳伦斯很快就表示出了在新的自由精神时代如何当父母的焦虑与担忧，琼以前做过社工，为他提供了一些宽慰的建议，他看上去很认可这些建议。很明显，他很欣赏她，并将她的善意记在了心底。

（他有个奇怪的爱好。我和妻子琼与他和他的妻子玛丽第一次在他家吃饭时，劳伦斯带领我们参观了他搜集的大量艺术品。"你没看出来吧，我觉得甚至连玛丽也没有看出来，这些都是复制品。"他说的是我们周围的雷诺阿、马蒂斯、荷马等大师的画作，"我让人复制了原作，这样就可以将原作挂在博物馆里了。"每个复制品都比真迹大一英寸，免得混淆。我当了癌症中心院长后，他的哥哥纳尔逊借出了一幅漂亮的马蒂斯的画作——《意大利女人》，挂在我办公室里。劳伦斯来看了以后说，那也是复制品。原作现在在纽约古根海姆博物馆。）

那是一个很愉快的夜晚，能与洛克菲勒家族的一员交流，我们也是受宠若惊。但是之后几周，我们没有再想起过那天晚上的经历。随后，在快临近圣诞节的一天下午，我的助理乔伊斯·斯蒂奇曼突然告诉我，我有一个重要电话。我拿起电话，发现对方是劳伦斯·洛克菲勒。他语气诚恳，但没浪费时间直奔主题。他说，与他私交很好的化学银行前主席、哥伦比亚长老会医院理事会成员哈罗德·赫尔姆，推荐我为纪念斯隆—凯特林癌症中心院长候选人。他询问我是否有兴趣。

洛克菲勒家族对于慈善事业非常严肃。劳伦斯的父亲，小约 98
翰·D. 洛克菲勒把每个孩子分别派在重要的机构，让他们担任这
些机构的领导，要求他们要有目标，也要有激情。分派给劳伦斯
的是纪念斯隆—凯特林癌症中心。这个机构是他父亲的至爱。一
本内部出版的家族史，描述了他因为痛失童年密友而悲痛不已，
并立志要征服这个疾病的经历。那个童年密友原是一个活泼可爱
的年轻女子，在与癌症的抗争中不幸去世。

纪念医院原本在曼哈顿上西城，1884 年开业，当时叫作纽约
癌症医院，是美国第一家癌症专科医院。这家医院外科很出色，
同时也是抗癌药物和癌症放疗技术研发的领导者。1939 年，医院
搬到由小约翰·D. 洛克菲勒捐赠的位于东城约克大道的土地上，
恰好在洛克菲勒大学和康奈尔医学院对面。洛克菲勒的本意是增
强纪念医院与这些机构的联系，使其成为前沿性癌症研究和治疗
的孵化器。1945 年，纪念医院增设了斯隆—凯特林研究所，该研
究所以两位资助者——通用汽车执行官斯隆（阿尔弗莱德·P. 斯
隆）和凯特林（查尔斯·F. 凯特林）——的姓氏命名，前者担任
通用汽车公司主席多年，后者担任过通用汽车研发部门领导。

在 20 世纪 70 年代晚期，癌症中心实验室爆出医生在研究
中造假的丑闻，劳伦斯对癌症中心研究负责人罗伯特·古德博士 99

失去了信任。在我们的谈话中，他暗示了他的担忧。纪念斯隆—凯特林癌症中心的使命就是推进癌症治疗，但却一直没有大的突破。对于患有可期望治愈的乳腺癌、前列腺癌、结肠癌和肺癌等肿瘤病人，外科仍然是最主要的治疗方法。医院院长、技术高超的外科医生爱德华·贝蒂博士，只将化疗和放疗看作无法手术或手术失败时的备选。在努力将伟大的科学发现转化为更好的治疗方法的过程中，癌症治疗界远远落在了后面。洛克菲勒承认，纪念斯隆—凯特林癌症中心也是这个滞后的系统中的一部分。

另外一个激发劳伦斯的背后动机是与他弟弟的较量。尽管劳伦斯从未在我面前承认过这一点，但是他时不时地流露出害怕不能与他弟弟相匹敌的担忧。他弟弟是街对面的洛克菲勒大学的董事会主席，该校医学研究很强，因其研究者在一系列领域的开创性工作而名声大噪；而街这边的纪念斯隆—凯特林癌症中心却只发展成了一个不错的癌症外科医院。他必须有所作为。

如何重组纪念斯隆—凯特林癌症中心并寻找一个心仪的领导人改变中心的风气，洛克菲勒和本诺·施米特已经讨论了很久。洛克菲勒的来电让我感到受宠若惊。他明确表示，他不是在寻找一个简单的行政官或管家，而是希望看到新的愿景和强大的领导力。另外，他也觉得是该统一医学中心的两个半壁江山了。

纪念医院和斯隆—凯特林研究所的附属机关是松散的，各有各的董事会和预算，只有一个掌握微小实权的上级机构。劳伦斯的想法是为这个机构赋权，让它统一协调临床和科研工作。他相信更好的、更紧密的合作可以带来更大的进步。因为我在哥伦比亚大学体会过医院和医学院之间的裂痕所带来的挫败感，很能理解他的担忧。

我抱有极大的热情，但是从一开始，朋友们就警告我，我面对的是一场攻坚战。尽管纪念斯隆—凯特琳癌症中心在医学和研究界享有盛誉，但在 1980 年，它并没有站到癌症研究的前沿。我利用在美国国家科学院一次集会的机会询问我的好友、波士顿的丹娜—法伯癌症研究所主任巴茹·贝纳塞拉夫我的想法如何。他禁不住笑了。"你完全疯了。"他警告我。纪念斯隆—凯特林癌症中心的医院在那时候基本上是一家外科医院，尽管是一个因"广泛切除"而著称的很好的外科医院，他说。在新型的基因、分子生物学以及临床上的放疗和肿瘤内科学方面，它已经落后了。"你觉得除了外科医生，你还能招聘到其他人吗？"贝纳塞拉夫问我。"逃吧！"（后来我才知道，董事会找过他当主任，不过他拒绝了。） 101

我第一次以主任候选人的身份在爱德华·贝蒂的带领下参观。他带我参观了手术室，但是没有向我介绍任何医生，也没有带我去看医院的其他部分，好像这些都无关紧要。我想，如果我得到了这个工作，我得像爬高山那样才能将纪念斯隆—凯特林癌症中心的研究部门建立起来。

我在不止一次的长时间的面试中，向洛克菲勒和理事会详述了我的想法——癌症中心需要广招人马，吸引来最优秀的临床医师和研究人员。目前在职的员工也需要重新审核；如有必要，有些人得离开。我解释说，我们需要更多的经费来开展遗传学和分子生物学的研究项目和临床上的放疗与肿瘤内科学项目。

在1980年3月初，洛克菲勒打来电话，任命我担任统一的纪念斯隆—凯特林癌症中心的首任主任和首席执行官。在一封长7页、单倍行距的信中，我表示接受任命，描述了我的愿景，并提前警告理事会接下来可能会出现一些动荡。对我来说，这不仅意味着要为这个了不起的机构增添活力，而且也是在为有停滞不前的风险的国家"抗癌之战"增添活力。纪念斯隆—凯特林癌症中心是推进癌症研究和诊疗发展的一个缩影。我写道，"纪念斯隆—凯特林癌症中心面临的唯一重要事项就是开发一个程序，审核项目和人员表现，评估他们是否能做到优秀。这样的行动是我的重中之重。那些式微的或次要的项目会逐渐淡出，而这个过程会造成现有科研人员流动。"

鉴于我几次与董事会开会都听到有董事会成员表示不喜欢扩张规模，我就没有在信中说明我会新建几座医疗和科研大楼。这场仗日后再打。

我最后表示，我会将部分时间用于自己在实验室的研究。我需要接触科研的最新动向，继续研发我的有潜力的药物——六亚甲基双乙酰胺，我仍然相信它会成为重要的抗癌新药。此外，与年轻的研究者合作很令人振奋，能保证这个研究机构接受和支持创造力和创新性。

不到一周，我就收到了洛克菲勒的简短回信，信中表示他将支持我大刀阔斧的改革愿景。我于 1980 年 7 月 1 日走马上任，比起我的任何一个前任负责人，我都有了更好的杠杆来影响这个机构的各个部门。

9 对癌症发起猛攻

担任纪念斯隆—凯特林癌症中心首席执行官的职务不仅仅意 味着从曼哈顿的西边搬到东边，这既是一个让人谦卑的荣誉，又是一个沉重的责任。哥伦比亚大学于我像家一样，我在哥伦比亚大学成长、成熟、成为科学家，一切都在掌控之中，令人安适自在。现在我负责纪念斯隆—凯特林癌症中心的所有部门——包括医院和研究所，可供我调拨的经费也更多。但是，我必须要组织和收服所有的部门才能带来更好的结果。我想保持科学和正直的最高标准，然后再进一步推进，因为这个筹码真的很高。

我面临了一个巨大而复杂的挑战——在对抗依然将我们打得 落花流水的疾病的同时，还要与商界和科学界的精英战斗。

这让人头疼，我感到有些焦虑，但回想起早年名不见经传的时光，也让我强烈地感觉到了成就感。

我来自宾夕法尼亚州的一个煤矿小镇阿什兰，镇上只有为数不多的几家犹太人。我的父亲是俄罗斯犹太移民，在小镇主要街道的尽头开了一家服装店。我们家在街道另一头的一家廉价商店楼上。我外祖父母都是虔诚的犹太教徒，在几英里外的马哈诺伊市经营一家服装店。

105　　我仿佛与世隔绝般长大，据家中长辈讲，我刚开始上幼儿园的时候，妈妈得将我从裙子上拽下来才行。但是我生命中最初几年的温情在我五岁生日后不久便一去不复返了。在一场可怕的意外中，我的母亲莎拉从她父亲的服装店台阶上摔下来，当场死亡。更悲伤的是，她那时还怀有 7 个月身孕。不久前，父母还在教导我如何当一个好哥哥，转眼间，我就成了葬礼上惊恐的孩子，家破人亡。我的世界崩溃了，而且不久后，我的生活变得更加凄惨。

　　我的父亲罗伯特把阿什兰的店卖给别人，然后从我的生活中销声匿迹了五个年头。这使我的丧母之痛雪上加霜。不久，我被带到了陌生的布鲁克林，也就是我祖父母的居住地和我的出生地。在这里的姑姑叔伯家，我吃百家饭，穿百家衣，挣扎着适应动荡的新生活。后来，我父亲终于回来了，带回来一个妻子，还有一个同父异母的弟弟。

　　经过那几年的艰难困苦后，我慢慢站稳脚跟，在高中时候崭露头角。我的成绩很好，个子也很快就长到了六英尺二英寸（约1.88 米），我开始对女孩萌发出好感，积极参与社交。不久，我第一个真正的转折点出现了。我这个闲不住的、渴望学习的小伙子，在高中的荣誉生会（Honors Society）找到了导师——康拉德·萨菲尔，很快我就得到了他真诚的爱护。他的儿子上过康奈尔医学院，在第二次世界大战早期南太平洋的一场战斗中牺牲。萨菲尔似乎从我初现的天赋中找到了实现他破碎梦想的机会，于是他成为了我的人生导师和引路人。

他在我心中播下一个种子，那就是我不仅可以上医学院，而且必须上，而第一步就是要进入一个顶尖大学。由于我家庭状况窘迫，我父亲觉得这没有可能。萨菲尔去我家，说服他至少允许我申请。在第二次世界大战中，种族配额制在一定程度上松动，给了学业优秀的犹太男生进入曾经一度受限的常春藤联盟的机会。萨菲尔打开了一扇以前我连做梦都不敢想的大门。

在萨菲尔的敦促下，我花了五美分，坐了很久的地铁，从布鲁克林到曼哈顿西 116 街，去申请哥伦比亚大学。我跌跌撞撞通过了面试，竟然被录取了，还获得了全额奖学金。

哥伦比亚大学是一个充满了奇迹的小世界。我从小到大都很有好奇心，但是对于社区外的世界几乎不了解。而现在我跟随全国最受人尊敬的教授学习。我参加了雅克·巴尔赞组织的"巨著讨论会"，听马克·范·多伦讲莎士比亚，上欧内斯特·内格尔的课，听他讲斯宾诺莎。我跟亨利·斯蒂尔·康马杰和艾伦·倪文斯学习历史。我清楚地记得有一次在课上，范·多伦剖析了

106

莎士比亚剧作中的女性角色和莎翁时代的英国社会。我被他充满激情的论述和高明的见解给迷住了。巴尔赞和著名文学批评家莱昂内尔·特里林在一个讲座上向我们讲解希腊剧作与现今社会的关联。在他们口中，那些人物和思想一点也不古旧。为了体育达标，我甚至参加了橄榄球队，当了擒抱（tackle）。我像一块海绵一样，什么都学。

我的一个室友叫乔舒亚·莱德伯格，他是一个难得的天才，后来在 1958 年，因为发现细菌可以交配并交换基因而获得诺贝尔医学奖。我们成为了终生的朋友。1987 年，我很荣幸受邀在他就任洛克菲勒大学校长典礼上讲话。

从我进入医学院的第一天起，就有一种使命感引领着我。到 1980 年我离开哥伦比亚大学的时候，医学界已经在理解肿瘤生物学上取得了重大的突破，一连串与之相关的诺贝尔奖便是明证。但是我认为，我们还没有充分利用这些发现来开发新的治疗方法和挽救生命。在发展"治愈"癌症的方法上，或者说，至少是在改善生存率上明显地停滞不前，不仅辜负了当下的病人，而且由于将尼克松总统和国会给予我们的资源浪费，我们还辜负了未来的病人。

我对这些问题的热情并不总能给我带来朋友。当其他人反对我的意见的时候，我会显得，这么说吧，狂热。在哥伦比亚大学，一个研究者的非正式聚会上，一名教师试图向我们炫耀基因表达的实验数据，我认为这些数据被夸大了，他的自尊心过度膨胀了，所以我向他发难。随着讨论升温，我伸出双手，抓着他两只胳膊，前后摇晃他，要他停止在数据上弄虚作假。让我尴尬的是，几年后，《纽约时报》（星期日版）撰文记述我如何领导纪念斯隆—凯特林癌症中心的封面报道将这件事也写了进去。

还有一次，在总统生物医学研究委员会会议上，我公开严 108 厉指责一位政府科学家。他说我们应该削减脊髓灰质炎研究经费，因为这个疾病在美国已经完全被消灭了。在大多数发展中国家脊髓灰质炎仍然是一个威胁，他完全无视这个事实。坐在我旁边的本诺·施米特对我的行为大为光火，他说，要不是我说得有道理，早就把我从委员会除名了，因为我说起话来实在是尖酸刻薄。

我在新职位上曝光度更高了，也更容易受到批评。癌症研究的世界正在改变，而我必须随之变化。比任何时候都更明显的是，治愈癌症的方法不可能依靠灵光一闪或者是依靠一场"登月"式的战役就能找到。至少在短期或中期，不会有灵丹妙药或者神奇疫苗出现。驯服癌魔需要的不是一个洞见，而是成百上千个洞见，需要突破和合作，需要在黑暗中挥舞战刀，还很依赖运气。但是，在抗癌前线的许多人都认识到，我们需要不停地进步，不然就会成为局外人。

　　我在纪念斯隆—凯特林癌症中心之初的任务之一就是找到改善癌症患者预后的新方法，哪怕只是小幅度的改善。我们从理解肿瘤生物学的突破中受益，尽管速度缓慢，但是有一点正在变得109　明朗——这些进度不可能带来公众长期被引导所希望的迅速将癌症打败的效果。我们的目标转移到了延长生命，也就是生存率上，这需要不同医学学科的团队合作。

　　我按照我在接受任命的信里所规划的创意和改革快速向前推进。我提议将临床人员变成全职的领薪水的职工，这样会避免一些临床医生，特别是外科医生在外行医赚钱。我警告理事会成员，这对于一些医生来说意味着收入减少，而这些医生可以选择离开。也许这些改革会被证明是具有破坏性的，但我强调，必须要说服临床医生和科学家接受新的模式，这样才能取得成功。我认为，如果所有员工都是全职的、领薪水的，那么保证质量和医生对患者的投入会比较容易。

　　为了具备成功战略的所有要素，我必须要克服我在这个自己谋得的职位上的紧张不安。我很恐惧，老实说，劳伦斯·洛克菲勒要我改造纪念斯隆—凯特林癌症中心，尤其是在这个关键节点。在哥伦比亚大学，哪怕是作为大学的副校长，我与理事会也没有太多来往。但是在纪念斯隆—凯特林癌症中心，劳伦斯·

洛克菲勒至少一个星期给我打一个电话或亲自见我一面。事实证明，我们的这些交流至关重要，尽管我所提议的改革不受许多员工欢迎，但这些交流保证了我能够得到理事会的支持。

我认识到癌症治疗在根本上，是一个社会活动，而绝非一个 110 科学或纯粹医学行动，以这个方式看待癌症会带来可观的进步。当不同专科的专家进行交流的时候，许多困难就能克服，但这样的交流对很多专家来说并非常态。后来我们将这种方式纳入新的制度，叫作疾病管理小组。

另外一个困难是有时需要说服病人坚持痛苦和充满压力的治疗。出乎意料的是，有大量的病例，病人拒绝治疗，或者半途放弃治疗，尽管治疗看上去在发挥效果，但他们仍然不能承受治疗所带来的痛苦或副作用。病人往往觉得孤单，需要有人帮助他们克服"谈癌色变"的恐惧心理。

在 20 世纪 80 年代的早期，社会还不太理解和支持癌症患者。步行马拉松、名人抗癌经历分享、有微笑着的癌症幸存者的海报很少，几乎没有。今天，我们都很容易接受癌症是一个广泛讨论的话题，人们对癌症既有恐惧，又抱有希望；而那时，只有恐惧。

1979 年三里岛核事故将人们带回现实。我是总统任命的灾难原因和处理情况评估委员会的成员。那是一段很有意思但是也很棘手的经历。

111   一系列的机械和人为错误导致一个冷却系统阀门在关键时刻保持开启状态，导致反应堆部分熔毁。政府采取预防措施，下令强制撤离孕妇和幼儿，这造成了短期的恐慌，人们开始恐惧辐射泄漏以及癌症的流行。

令我印象深刻的是，发电厂修建得很好。从递交给委员会的数据上看，防事故外壳保持完好，因此在事故中限制了辐射泄漏。但是当我们审查发电厂管理情况的时候，吃惊地发现，发电厂对工作人员的培训不足，很多人没有大学文凭；问题处理制度不健全；核监管委员会的监督缺失。坦率地讲，核监管委员会充斥着这个领域的伪专家。

尽管有不同意见，但是我看到的数据支持这样的观点：由于辐射暴露导致癌症发生率增加的风险不大。当然了，在电厂里的工作人员除外。真正的顽疾是由于缺乏可靠信息而蔓延的恐惧。由于癌症被许多人视作残酷的杀手，往往悄无声息地发起猛击，人们的恐惧更加严重了。对我来说，三里岛核事故让我重新认识到现实世界中，公众很容易因焦虑而变得歇斯底里，而科学会被112 视作问题的中心，却并非解决问题的途径。经过这个事件，我更好地理解了为什么人们那么恐惧癌症。

在《国家癌症法案》通过后的10年，由于花费在癌症研究上的经费数目以及偶见报端的充满希望的新疗法，让公众的期待达到了一个新的高度。这让我担心，也让医学界内部开始内省和质疑。政治家、科学家和医生都曾使用过鼓励人们期待奇迹的辞藻。

纪念斯隆—凯特林癌症中心的前任主任刘易斯·托马斯的评论就很典型。他喜欢发表他所热爱领域的相关言论，以及预言该领域的奇迹，让大家感到未来很有希望。在我接手仅仅几年之后，他在他的畅销书《最年轻的科学》中宣称，"我期待在本世纪结束以前看到癌症谢幕。"关于生物技术研究的未来，他还在我们合作撰写的报告中写道，"人类已经快要达到可以完全控制和预防人类疾病的水平了。尽管这个预言看起来过分乐观，但在未来，这个预言真的会成为不差毫分的现实。"

如此乐观的不止他一人。在 20 世纪 80 年代早期，我们开始规划在纪念斯隆—凯特林癌症中心修建新的设施——洛克菲勒研究实验室。这是一项庞大的工程，对于我们保持进步至关重要。经过数月的规划，我们终于等到了投票决定是否通过规划方案的时候，那天，在董事会上，劳伦斯·洛克菲勒问我，"我们可以治愈癌症以后，你拿这些设施干什么？" 113

我大吃一惊。会议室里充斥着渴望规划通过的气氛，我则快速地在脑海中思考如何才能避免给大家泼冷水。于是，我答道，

"洛克菲勒先生，我想我们还有神经退行性疾病要攻克。"

与这种乐观形成鲜明对照的是我们在癌症领域的境遇。有些研究者正确地指出，哪怕来自政府的经费一直在增加，癌症的统计数据整体来看仍然几乎没有变化。在一篇刊登在 1986 年的《新英格兰医学杂志》上，被广泛阅读的题为《抗癌取得进展了吗？》的文章中，约翰·C. 贝勒三世和伊莱恩·M. 史密斯表示，从主要的癌症统计数据来看，我们输掉了这场战争，而且输得很惨。在 1962—1982 年间，美国癌症的死亡率从每 10 万 151.0 上升至每 10 万 188.8。这个增速在很大程度上是由于肺癌患病率的极速攀升导致，而这实际上是政府对吸烟采取不计后果的消极政策的结果。但是，这个数据还是很麻烦。

在对癌症死亡率进行了调整，以便更好地反映不同年龄组别中的疾病谱后，癌症死亡率还是从 1962 年的 170.2 上升到 1982 年的 185.1。癌症的发病率，即（某段确定时间内①）被诊断患有各种癌症的人数，仍然是增长的。癌症的生存率，即生存五年及五年以上的患者比率，有所改善，但这就像是一丝光明，相当微弱。该文章指出，显然，我们在预防上应该加强，预防一定是可以拯救生命的。

---

① 括注内容为译者补充。——译者注

当然，我们还是取得了一定的成功。虽然 55 岁及以上人口的所有类型的癌症的死亡率急剧攀升，但 24 岁以下人口的所有类型的癌症的死亡率下降了。贝勒和史密斯提到，某些种类的癌症的情况也有所改善，比如宫颈癌和胃癌。但总体上，情况是"令人沮丧的"。

"我们得出的主要结论是，35 年以来大量的精力主要关注在改善治疗方面，而这必须被判定为不折不扣的失败。"贝勒和史密斯写道。因此，他们提议要转移关注的重点，要有更多的资源投入预防，而不是诊断后的治疗，尤其是因为人们对于环境和工作场所致癌因素了解增多。

一年以后，贝勒在他的文章《重新思考抗癌之战》中进一步强调了这一观点，敦促"治疗必须成为二线防御措施"，他总结道，"如果将 20 世纪 50 年代初期看作现代癌症研究的开始，那么我们 35 年来的承诺都没有兑现。"

这是一个尖锐的批评，我同意预防，特别是鼓励人们戒烟，或者不要开始抽烟，治理工业环境，这些可以带来极大的实质性改善。但是对于与这个疾病作斗争的成百万上千万的人，这样并不能带来太大的慰藉，尤其是那些不明原因患上癌症的人。 115

虽然他引用的数据是正确的，但是我认为他低估了我们在攻克癌症的复杂生物学上所取得的进步，也低估了在改善治疗方法上实现的承诺。无论如何，我觉得贝勒的文章建立了一个标准，而我的领导工作可根据此标准测量。这场战争的结果必须要有实质性的改善。

在能够驯服癌症之前，我有一个使命，那就是将纪念医院和斯隆—凯特林研究所整合起来，将它们置于同一面旗帜之下。这明显是一大挑战，因为两边有不同的文化、不同的专长，而且都有着厚重的独立思想。

很快，我就遭遇了阻力，而且以各种各样的未预料到的方式出现。首先，有一个看似寻常却很微妙的问题：我该到哪儿办公。在离开主任一职的时候，刘易斯·托马斯已经安排好担任新设立的总裁（Chancellor）一职，但是他丝毫没有表示出他同意放弃主任办公室套间的意愿。我感到这是一个不折不扣的强权，也是一个微妙的信号，象征着我所面对的机构阻力。我是外来的，不会轻易得到认可。我不得不屈居董事会办公室。这是一间长方形的用来举行仪式的办公室，有一张大桌子，但没有办公桌和文件柜。我凑合着窝了好几个月，刘易斯才同意如果他能另外得到一个办公套间的话就搬走。我旋即给他做了安排，但是这件事令我印象深刻。

还有一些更实质的问题。比如，第一次编制预算的时候。我找来研究所的负责人罗伯特·古德，问他要多少经费。古德是一

116

个声名显赫的免疫学家，他成功地施行了世界上第一例骨髓移植手术，20世纪90年代曾以抗癌先锋的形象登上《时代周刊》封面。但是受实验室丑闻的牵连，他的名誉受到了毁坏。其实在多年以前，劳伦斯·洛克菲勒就担心过实验室出现丑闻。

1974年，古德的研究团队里的一位皮肤科专家威廉·萨默林宣称他解决了一个严重的医学问题：先将组织放置在培养皿中4—6周，以达到防止组织排异的目的，从而实现基因不相关的小白鼠间成功移植组织。

这似乎是一个突破，似乎为改善人类组织移植带来了新的希望。但是事实却令人失望。其他科学家不能成功复制这一过程，而此时，一位实验室助手发现萨默林将从基因相关的小白鼠上移植来的皮肤用签字笔笔尖染黑了[1]。换句话说，排异仍然是一个问题。

古德作为管理者的信誉由于这个事件而受到损害，但是他留了下来，继续掌管研究所的部分工作。我发现，他有自己的研究人员、专科受训者（fellows）、技术人员、秘书，而且将很 117

---

[1] 根据维基百科上的报道，萨默林实验方法是将皮肤从有黑色素细胞的黑色老鼠移植到没有黑色素细胞的白色小鼠身上。随着时间推移，黑色素会移出移植组织，而外观上就会看到灰色的一小片皮肤，而不是明显的黑斑。——译者注

大一部分经费和实验室留作自用。他居住在研究大楼的一个顶层公寓里。

我到任后，初秋的一天，当我询问他经费数量的时候，古德回答我说他在加利福尼亚，而且很快要动身去中国。他说，他不能够给我有关经费的数据。这导致了一个严重的问题，因为董事会要求我在11月份的董事大会上递交1981年的预算，1981年是我工作满整年的第一年。事情卡在了这儿。于是，我联系了古德的助手，但是他告诉我，不管我是什么身份，没有古德的同意，他都不能告诉我预算情况。

在我考虑未来应该如何回应的时候，劳伦斯·洛克菲勒打电话给我，说古德联系过他了，而且告诉他，如果我非要预算表或者非要占用他古德的经费或地盘，古德就辞职。结果我发现，收到这样的最后通牒，洛克菲勒很不悦。洛克菲勒告诉他，如果他这样想的话，他就辞职好了。古德就这样因为自己的话丢掉了工作，几个月之后走人了。这是洛克菲勒第一次坚定地站在我背后，以后他也多次力挺我，而且展现出了即使遭遇最微小的对抗的时候，仍有管理好变革的精明能力。洛克菲勒的影响和支持真的是我可以动用的最有效的工具之一。他是一个出乎意料的温和的领导者，从不大喊大叫，从不拍案而起，至少我在场的时候，毫不夸张，一直是这样。他是一个耐心的聆听者，而必须要做决定的时候，又能够当机立断。他定期打电话给我，询问我是否有时间电话交流，然后常常会询问有关我的策略和具体执行计划的细节问题。然后，我说他听。

他有反对意见的时候，也从不以拒绝或否认的方式提出，最多是礼貌的建议。他似乎已经决定完全支持我，至少在别人给出不能再支持我的理由之前。当董事会针对我的提议出现争执的时候，他通常站在我一边，小心谨慎地发表评论，并做出决定。他会让大家举手表决，而当他举起手以后，其他的董事会成员也就跟着举手同意了。

我很快开始实施我在一开始提议的方案，将纪念斯隆—凯特林癌症中心的各部门凝聚为一体。我采取了集中编制预算方法，为整个机构制定了第一个统一的预算。每个部门申报自己所需经费至首席运营官约翰·冈恩，并与他协商。新的预算编制流程让各部门领导认识到所有的经费和开支都来自一个统一的财务框架，而不是像过去那样，来自医院或研究所。

我们建立了一个统一的委员会来负责临床和研究人员的任命与提拔。委员会由医院和研究所的高级人员组成，这样，在决策 119 的时候，大家都可以参与，增加了共同的使命感。

我还建立了一个负责实验空间分配的委员会，为有以实验室为基础的研究需求的科学家和医院的临床人员分配实验空间。尽管外人可能很难理解，但是这确实是在纪念斯隆—凯特林癌症中心这样的研究机构里面，大家最想争夺的战利品，没有一个科学家可以免俗，都不可避免地会为了获得足够的生存空间而偶尔加入"泥潭摔跤式竞争"。此外，因为这既是一个实际的问题，又是地位的象征，所以内部争斗相当激烈，没有人愿意认输。建立一个统一的委员会，意味着对任何偏袒的机会都将减少。虽然这也许无法减少怨恨和内斗，但是，至少，它营造了一个所有研究者都在同一条船上，都有着共同使命的氛围。

我还任命了一个由两边的领导人共同组成的小型执行委员会（简称"执委会"）作为智囊团。这也是没有先例的。我们每周开一个2—3小时的非正式会议，没有固定的议程。每个人都可以在会上获得当前面临的棘手问题的建议，还可以针对大家关心的不同问题交换信息。这样大家可以互相依赖、相互信赖，顾全机构大局。人事问题往往在议程的最前列。有好几次，重要岗位上的人选都是在执委会例会上讨论得出的。然后，我们就可以联合说服候选人加入中心，或者共同解决在决定开设新的分部时面临的困难，例如开设位于新泽西州的卫星诊所的时候。

这几步工作很重要，但却只是我所实施的更大规模、更具争议的改革的序幕。我首创了专业人员绩效评估制度，实际上是复制了大学里普遍的职位评审小组制度。最终，大约一半的研究人员被淘汰，我认为这大大提升了员工素质，也增加了来自各学科带头人的创新能力。此外，通过要求所有的临床人员成为全职员工，不再继续在外行医，中心的医生们得以全部精力投入工作。只有完全投入工作，努力提供最高标准的医疗服务，不断努力提高自己的医生才能留下来。新的"战争"需要新的规则。

10 一个癌症患者的完美治愈 _____

作为中心的主任，只关注一件事或者一次只关注一件事，对 ₁₂₁我来说都是奢侈。我需要帮助规划和运行重要的筹款活动，例如在无线电城音乐厅举办、由弗兰克·西纳特拉主持多年的年度大会，还要协助招聘重要的员工，也参与一些设施的扩建和新建规划。我需要协调应对紧急事件，例如，有一次，我们的外科医师给一位脑癌患者的健侧大脑做了手术，我们必须立刻从纽约大学招聘一位有能力纠正错误的医生。我还是董事会和纽约商界的联 ₁₂₂络人，还要与位于华盛顿的美国国立癌症研究院和美国国立卫生研究院的高官定期交流。此外，我觉得我有责任跟进了解有关肿瘤生物学和癌症新疗法的进展。

当然，我还有在哥伦比亚大学时就与同事开始进行的、对可能成为新的癌症药品的六亚甲基双乙酰胺的研究。一开始，这项工作由于我的其他活动的影响而遭受了搁置。1982 年初，我意外地与中心的一位资深医学肿瘤学家查尔斯·杨（Charles Young）相识，这项工作又重新获得了生命。他在科学出版物中读到了我和同事写的关于六亚甲基双乙酰胺的文章。他说，他对这个似乎有可能阻止癌细胞生长而不杀死健康细胞的药物很感兴趣。基于他已阅读的我们的研究进展情况，他建议，是时候在中心的患者中进行六亚甲基双乙酰胺的临床试验了。

我一开始的反应是吃惊，简直不敢相信。我告诉杨，我不愿意进行试验，因为在哥伦比亚大学的实验虽然表明六亚甲基双乙酰胺在阻止一系列癌细胞生长方面非常有效，但是这只是在试管里的情况；令人失望和震惊的是，这个药物不能成功阻止小鼠肿瘤的生长。我也想对这个药物保持乐观的态度，但是在小鼠中初步试验的结果让我产生了怀疑。

但是，当杨把他的想法解释给我听之后，我清楚地认识到，这些年来在"抗击癌症"的战役中，成功开发药物遇到的阻碍之一就是像哥伦比亚大学医学中心那样的医疗中心，没能及时检验一些创新的想法。在哥伦比亚大学医学中心，只有约3%对标准疗法无反应的癌症患者被招募进临床试验。这些对标准疗法无反应的病人也是药品试验的常见候选人。而与之形成对比的是，在纪念斯隆—凯特林癌症中心，有60%的对标准疗法无反应的病人参加药品试验，试验同样都是基于一种理论——在小鼠身上进行的试验反应只能在有限的程度预测药品在人类身上的效果。

对新的、可能效果更好的药物进行试验是癌症中心的使命之一。而在哥伦比亚大学医学中心，大多数的肿瘤学家都在私人行医，而且事实上，药品试验不能够为他们带来很多收入，却需要他们投入额外的时间，以及实时监控病人情况。药品试验不赚钱，显然，药品试验的成功率也普遍比较低。

我考虑了杨的建议，不再像起初那样勉强，同意进行试验。他从食品药品监督管理局（FDA）拿到了进行一期临床试验的批准。FDA同意进行试验，因为有证据表明我们早期在哥伦比亚大学进行的测试证明，六亚甲基双乙酰胺在小鼠身上的使用没有毒性，而且对试管中的恶性细胞还显现出抗癌的作用。今天，FDA对于人类试验批准有了更加严格的要求，但是那时，我们不可能会伤害病人这一点就足以作为证据，让我们进行初步试验了。

杨和我一边从病例中筛选病人，一边咨询其他医生，最终找出了33位患有不同类型的晚期癌症的候选人，其中有22位男性，11位女性，年龄介于21—78岁之间。他们中大部分都不再对化疗或化疗联合放疗有反应了，而且所有病例显示，这些患者的病情都在恶化。传统的疗法完全不管用了，而每个病例中焦虑的病人及其家属都愿意尝试其他新疗法。

我们估算了一下，如果让病人接受治疗剂量的六亚甲基双乙酰胺，他们必须连续静脉输液10天。于是我们立刻展开行动。在33位患者中，有5名患者出现六亚甲基双乙酰胺导致血小板下降的危险情况，这会导致内出血，对他们立刻停药。对于其他能耐受药物并出现初步好转迹象的病人，我们每 28 天重复一次为期 10 天的输液，连续治疗 6—8 个月。

125　　在此之前，我没有临床试验的经验，所以感觉整个过程既焦急又兴奋，尤其在几个月后，我们开始评估初步结果的时候。有 5 名病人有可观的改善，其中 3 名患有乳腺癌，1 名患有结肠癌，第 5 名患者是一个 50 岁的妇女，患有一种严重的肺癌——大细胞癌，症状改善的证据是肿瘤在 X 光片上或经体检发现缩小，且部分症状得到缓解。最后我们发现，这些患者中有 4 位属于短暂改善——他们的肿瘤停止生长或缩小数月的时间，但之后又会继续夺命般地生长蔓延，继续使用六亚甲基双乙酰胺治疗也不能够改善病情。我们将这些结果记录在一篇文章中，于 1988 年发表在学术杂志《癌症研究》*。

　　在这样的试验中，无论设计有多么好，监控多么严密，研究者在一开始往往还是很难理解为什么某个病人对药物有反应，而其他病人反应不大或者没有从治疗中受益。这些问题的答案

---

* Charles W. Young et al., "Phase I Trial and Clinical Pharmacological Evaluation of Hexamethylene Bisacetamide Administration by Ten-Day Continuous Intravenous Infusion at Twenty-Eight-Day Intervals," *Cancer Research* 48, no. 24 (pt. 1) (1988): 7304-7309.

将决定下一步是该继续研究，继续努力调整和改善药物的化学属性，还是该放弃继续试验，并转向其他方向进一步探索。在评价六亚甲基双乙酰胺试验的结果中，让人更加困惑的是，那名50岁的患肺癌的妇女与其他人反应不同。她出现了让人惊喜、126难以理解的正向反应。这是我第一次有机会亲自观察到"灵丹"起效。由于她的病情原本非常严重，这些正向的结果就显得尤为引人注目。

在她被选中进入试验时，她的肿瘤已经蔓延到双侧肺部和胸部淋巴结，而且她的癌症已通过肿瘤细胞活检得到了确诊。肿瘤导致她呼吸困难，体重大幅下降。在之前的 18 个月里，她接受了联合化疗，但是肿瘤却没有反应。我们开始六亚甲基双乙酰胺试验的时候，她可能只剩下几个月的寿命了。

在她进行了 6 个月的六亚甲基双乙酰胺治疗之后，我们没有发现她病情有好转，但重要的是，她的病情没有继续恶化。这是一个比较积极的征兆。因为她可以很好地耐受六亚甲基双乙酰胺，我们就继续使用这个药物治疗，并密切监视进展。

后来的数个月中，我都没有听到太多关于这个病例的消息。突然，有一天早上，杨医生打电话给我，要我尽快赶到 X 光片室。他说，他很"激动"，以前我可从没有听他说过这个词。

我匆匆冲下楼，到达 X 光片室，杨在灯箱上给我展示了四张片子，拍摄间隔大约是四个月。他什么也没有说，只是等着我亲自来看他激动的原因。

127　　左边起第一张片子，是这名女患者开始使用六亚甲基双乙酰胺治疗当天拍摄的，最右边第四张则摄于昨天。早前片子上的一团东西已经完全消失了。我不是放射科专家，但是对我这样的外行来说，从第一张到第四张的变化也是巨大的。很难相信，我们看的是同一个病人的片子。而在最近四个月内，患者的变化最大。

　　杨解释道，病人的其他麻烦的症状，如喘息、体重降低、一直疲惫等也逐渐消失了。现在她呼吸顺畅，体力也恢复了。这太惊人了。医生们很少在实验室里展现出激动的情绪，但是杨和我紧紧地握手，因为这个病例让我们都看到了希望。"我要是没来纪念医院，你要是不来我实验室提出用六亚甲基双乙酰胺做临床试验的'疯狂'的想法，这绝不可能发生！"我告诉他，"在这之前，我们甚至都不能展示出这种药可以遏制肿瘤在老鼠体内的生长！"

　　我们挽救了一个生命。在医学科学里，我们还能做出什么比这更伟大的事？但是，这只是 33 个当中的一个。我们还有许多工作要做。

　　机缘巧合，那天下午董事会正好开会。我可不想错过这样的机会。我让人搬了一个 X 光读片箱到董事会上，将四张片子按时间顺序排列好，以便董事会成员可以亲眼看到这个令人称奇的证据，看到这个"灵丹妙药"的效用，而不只是听干巴巴的病人治疗的结果统计数据或预算。他们都感到很神奇，尽管我不得不告诉他们，这只是部分胜利。

在发表在科学杂志《癌症研究》上的对六亚甲基双乙酰胺的临床试验报道中，我们总结道，"尽管显然大多数候选抗癌药物会偶尔带来治疗效果，但这个病人的结果表明，在观察到清晰的结果之前，所有病人都应该接受治疗。我们没有发现反复使用六亚甲基双乙酰胺带来累积毒性的证据，但是我们的序列只有一个病人……因此我们还需要做更大规模的研究。"

这个病人在接下来的 12 年中，一直接受六亚甲基双乙酰胺治疗，也过上了安全正常的生活，从临床上看，她不再患有癌症了。在试验开始一年以后，我们开发了一种可以口服的六亚甲基双乙酰胺，让她可以更加方便地继续用药。但是，对她的持续观察在进行了 12 年之后停止了。她不再接听我们的电话，似乎开始对我们的追问和随访产生了厌烦。我认为，她觉得自己已经被治愈了，而且想把这段经历忘掉。我们无法责怪她。

新闻报道也提到了这些结果，并开始猜测我们是否最终已经找到了治愈癌症的方法，或者至少是找到了一种更加靶向性的只杀死癌细胞的新方法。《纽约时报》的科学记者菲利普·博费在1985 年写道，"在人类身上进行的新型抗癌药物试验已经开始，这种药物的原理与传统药物极不相同。传统的标准方法是用有毒的化学物质杀死癌细胞，而这种新药却试图将癌细胞纠正，让它们停止不受控制地增殖，并回归正常的细胞行为。"

博费注意到了那位肺癌病人的成功，但也提到，现在宣布六亚甲基双乙酰胺成功还为时尚早，因为临床试验还在继续，并且出现了不一致的结果。这篇报道明确表示，找寻新的有效的癌症治疗方法的进程貌似出现了停止。是的，的确如此。

我们开发了一种将一个病人从死神手中夺回的新药。如果我们可以成功一次，那么我们期待再次成功也不是不现实的。但是，这种困难是巨大的。尽管治疗结果很明显，但是我们还是无法理解六亚甲基双乙酰胺能带来如此显著的反应的原因，我们只能猜测。这是癌症。这样的经历是司空见惯的，但是这样的现实对大多数非医学人士来讲都难以接受。老实说，我们也不知道为什么某些病人的肿瘤里的癌细胞与六亚甲基双乙酰胺产生了反应。初步猜测是二甲基亚砜和六亚甲基双乙酰胺引起癌细胞成熟，将它们变成正常的、能发挥一般功能的细胞，然后凋亡。这种猜测是基于 20 世纪 80 年代一些人所持的一个理论——癌细胞可能是未成熟的细胞，其"分化"，也就是细胞成熟的一个正常过程，被停止了。这使得它们失去控制，不断生长分裂。我们现在知道，对大多数癌症来讲，这个理论都不成立。

我们还必须考虑来自约翰·霍普金斯大学和马里兰州大学的证据。这两个地方的医生也用六亚甲基双乙酰胺做了临床试验。他们的一些病人暂时好转，但是没有一个病人像我们的那个肺癌患者那样，出现那么极端的肿瘤缓解的情况。但是我们仍然取得了一些进步。标准化疗的主要缺点之一就是既会杀死正常细胞，又会杀死癌细胞，往往会引起严重的恶心、容易受到感染、头发脱落等各种问题，时至今日，仍是如此。研究者们对六亚甲基双乙酰胺感到乐观的原因之一是它停止了一些肿瘤的生长，而且破坏性的副作用更少。如果它能被证实能够有选择性地只对癌细胞具有毒性，那么在"抗癌之战"上这也是一大进步，好比将精准打击的武器运用于战场，替代原先的地毯式轰炸。

尽管六亚甲基双乙酰胺试验带来了种种希望，然而哪怕其他病人有与那个肺癌患者相同的临床诊断结果，我们也再没能复制六亚甲基双乙酰胺在她身上所产生的治疗效果。尽管进行了广泛 131 的测试，我们还是没有搞清楚为什么只有她一个人有那么明显的反应。而肺癌患者肿瘤自发地消失是非常罕见的。

我们猜测，这个幸运的女人因非常独特的、特异性的异常罹患癌症——应该是一个特异性的基因突变——才使得肿瘤对六亚甲基双乙酰胺的精确化学结构产生反应。但在那时，我们不具备做详细的基因测序的能力，所以到最后，也仅仅是猜测而已。

"抗癌之战"中的伟大成果之一就是通过对肿瘤细胞的基因分析，找出突变以及基因在表达过程中出现的偏差，这也成为了现在的常规手段。要是当时我们能够刻画那个肺癌患者肿瘤的特征，至少我们就能通过查明其他病人的异常而搞清楚哪些人对六亚甲基双乙酰胺的反应最强烈。然而，曾经有许多种药都离成功只有一步之遥，现在已被束之高阁的六亚甲基双乙酰胺就是其中之一。

《科学》杂志最近报道了一个药物试验以及新的基因测序技术的应用。一个研究小组在转移性膀胱癌患者中测试了一种叫作依维莫司的药。在其中的少数病例中，肿瘤消失，并保持了一段时间。研究者使用全基因组测序的方法来探查一个只存在于那些有较好应答的患者的癌细胞中的异常变异，而应答较好的患者只占参加试验的 109 个患者的 8% 左右。这个研究让医生在未来可以提前判定那些可接受依维莫司治疗的理想的膀胱癌患者，改善他们的预后，避免其他患者抱有终将破灭的幻想。

　　1986 年下半年，我们进行了第二个用六亚甲基双乙酰胺治疗患有骨髓增生异常综合征（白血病前驱症状）、急性髓细胞白血病（可破坏正常骨髓，导致患者在数月内死亡）等"液体肿瘤"患者的临床试验。正如我们后来所报道的那样，41 名患有骨髓增生异常综合征或急性髓细胞白血病的患者连续输液治疗 10 天，间隔 18—25 天后重复治疗*。六亚甲基双乙酰胺使得 3 名患者的肿瘤完全消失，其他 6 名患者肿瘤部分消失，但平均只维持了不到 6 个月。这一次，我们还是没能观察到类似于早先那个肺癌患者那样的"治愈"奇迹。

　　这些临床研究公开后，我们收到了几十封来自癌症患者、家属、朋友的信，表示愿意接受六亚甲基双乙酰胺治疗。遗憾的是，我们不得不解释，这些试验还在进行之中，结果还只是初步的，不能支持这种药物的广泛使用。事实上，六亚甲基双乙酰胺对大多数癌症来说效力都不够强，而它糟糕的副作用——血小板减少——却给一些病人带来了出血死亡的风险。

　　我找了我在哥伦比亚大学时的同事罗纳德·布雷斯洛，六亚甲基双乙酰胺的合成人。我和他讨论，想找到一种具有相似的

---

* M. Andreeff et al., "Hexamethylene Bisacetamide in Myelodysplastic Syndrome and Acute Myelogenous Leukemia: A Phase II Clinical Trial with a Differentiation-Inducing Agent," *Blood* 80, no. 10 (1992): 2604-2609.

化学结构、效力更好、毒性更小的药物。我测试了他合成的超过700种新的化合物。有一些比六亚甲基双乙酰胺效力强1000倍。但是，正如我们1991年发表在学术杂志《美国国家科学院院刊》的文章中写道的那样，我们发现，如果一种化合物越是能杀死癌细胞，其毒性也越大。

在搜寻了众多可以在毒性和效能方面取得最佳平衡的化合物以后，我们最后决定集中精力在我们的列表上被编号为392号的化合物上面。这个选择打开了一扇大门，可以挽救成千上万的生命，而不只是一个生命。392号化合物——辛二酰苯胺异羟肟酸，最后被证明是我们一直所想要的在临床上有效的抗癌药物。它最终得到了政府的批准，进入了市场。现在，它正在挽救，或者至少正在延长许多癌症患者的生命。

11 从内部革新癌症照顾 _____

　　尽管我们的药物研究非常有希望，我却不得不与此同时进
行机构的改革来改善治疗的结果。我知道，完整的答案不会以
一颗药丸的形式出现。传统的治疗模式起效不够快，而新的科学
发现，尽管充满希望却没有被迅速转化成大家所希望的更好的治
疗方法。我们必须要调动更多不同种类的资源，真正地改善患者
的治疗。正如我在哥伦比亚长老会医院发现的那样，临床癌症照
顾就是一个像孤岛一样运行的世界。在经过考虑后，我决定赌一
把，替换负责管理纪念医院的首席医生爱德华·贝蒂。尽管他是
一个非常了不起的肿瘤外科医生，但是他却使得医院的临床治疗
过度依赖于手术，将手术作为应对各类癌症的主要方法。我认为
我们需要可以扩展肿瘤内科和放疗的临床领导，让我们在各方面
的癌症临床照顾上做到优秀。

　　手术对于肿瘤治疗非常重要，而且可以非常有效，特别是对
于那些尚未出现转移、可以手术切除的肿瘤，或至少是对于还未
发生广泛转移的肿瘤。但是，在20世纪80年代早期，可手术治

愈的患者却只占到纪念医院癌症患者的约三分之一。

过分强调手术切除使得化疗、放疗、免疫疗法等其他治疗方法被排斥在外。在贝蒂看来，只有在医生不能够用手术切除肿瘤或控制癌症的时候，才会转向化疗或放疗。我相信，他是将化疗、免疫疗法、放疗都看作失败的先兆，而不是帮助病人延长生命的有益补充。

我当然知道手术非常重要，但是由于我在研制创新的靶向治疗药物方面所做的工作，我强烈认为应该开始着手使用更多的方法改善癌症患者的生存质量。在这个方面，我们一直都做得不太好。在开发化疗药物"鸡尾酒"方面，我们取得了一些进步，鸡尾酒疗法就是使用药物组合进行治疗，这样的设计是为了攻击癌症细胞的不同靶点。

这样的组合疗法能够延长癌症得到控制的时间，例如，对于80%的患有急性成淋巴细胞性白血病的儿童，该疗法都可以奏效，但是在成人当中却没有如此好的效果。研究者开发了第一种临床生物标记物——前列腺特异性抗原，用于前列腺癌的早期诊断，往往能够在病人出现症状之前诊断出患有前列腺癌。但是，我们在已经被确诊为患癌症的病人的临床照顾上做得还不够好。

我在癌症中心的任务就是既要努力推动研究又推动临床，克服在治疗癌症方面所遭遇的各种困难。有一个目标没有说明，但是很明显，就是要将专业的癌症治疗领域和更广泛的医学界紧密地联系起来。当时，这两个领域真的是彼此隔绝的世界，原因有许多，其中之一就是在现实中前者有有效的治疗疾病的方式，而后者却没有。

我首先想到了密歇根大学医学教授，颇具声望的内科医师威廉·凯利。我找他的原因之一是因为他不是一个职业的肿瘤医学专家，而是一个受人尊敬的内科专家，而且他非常熟悉临床照顾，也同样非常懂得基础科学研究。他有我们所需要的广度，没有我所担心的其他一些肿瘤学家会有的狭隘。但是威廉礼貌地拒绝了我。这次招聘失败了，但是它让我体会到了我在扩展中心的临床照顾方面所面临的挑战有多么艰巨。这也让我更加充分地意识到，在心内科、内分泌科、消化科等主流的医学专科和肿瘤科方面有多大的鸿沟。

很快，我又开始邀请另外一位优秀的内科医生，戴维·韦瑟罗尔，是英国牛津大学内科系主任，杰出的分子生物学家，在地中海贫血方面做过非常重要的研究，地中海贫血正是我职业生涯早期研究的方向。与他接触的进展也很缓慢。我去英国拜访了他，在与他充分讨论了我希望在癌症中心施行的改革后，他接受了我的邀请，表示会到纽约参观我们的设施并与一些员工见面。但是，尽管我们进行了友好融洽的会面，最终他却婉拒了这份

138

工作。

尽管第二次遭到拒绝让我非常不安，但这样的拒绝迫使我去用新的角度思考，该以什么样的最佳方式来解决癌症治疗方法上的不足。我必须要去寻找"局外人"，因为我自己在一定程度上就是一个"局外人"。不得不承认，这是非常困难的。我曾在哥伦比亚大学担任癌症中心主任，而我现在是美国最大的癌症中心 139 的主任，但是，我没有肿瘤学专家的教育背景，也没有治疗过太多的实体癌病人。实体癌是最常见的癌症种类，而我的专业是血液病和所谓的"液体肿瘤"。

也许听起来很可笑，我认为大家并没把我视为癌症骨干专家"俱乐部"的一员。我通过一些很微妙的事情，明白了这一点。比如，我加入了美国临床研究学会，后来还受邀担任主席。该机构是专门为表彰将实验室研究转化为临床进展的医生／科学家而设置的。我还在其他机构和各类科学期刊担任领导职务，甚至还担任了几任总统癌症委员会的委员，协助制定癌症研究战略。但是，尽管我在 20 世纪 60 年代就加入了美国癌症研究协会，却从未被邀请担任任何领导职务。我并没有觉得自己是受到了怠慢，但是这个问题却耐人寻味。

问题是双方面的。美国国家科学院认可广泛的科学领域的成果，而当我进入癌症中心的时候，只有三位科研人员是国家科学院的院士。我认为，这不是因为我们没有优秀的科学家，而是因为癌症专家们没有得到国家科学院的持续关注。（1980 年以来，中心已有 18 人成为国家科学院院士。）

凯利和韦瑟罗尔的婉拒让我明白，我们必须要利用肿瘤学界内部力量来改变纪念斯隆—凯特林癌症中心。这需要深刻的自我 140 反省。所以，下一位担任首席医生的人选是能力超群的塞缪尔·赫尔曼（Samuel Hellman）——哈佛大学医学院联合放疗中心的主任。他是癌症领域的骨干成员，有着充分的专业深度和背景，可以将我们中心的放疗部门推向一流。我认为他还会成为吸引人才的招牌。赫尔曼得到了一个朋友——斯坦福大学医学院放疗科系主任亨利·卡普兰——的大力推荐，他表示，赫尔曼会是该领域最优秀的人才。但是卡普兰也很坦率地告诉我，他怀疑我招不到赫尔曼，因为我们中心是出了名的"手术至上"的中心。

我是全心全意想要改变这个状况，因此我全力以赴地去尝试。我想，他是不是在以沉默来向我表示他对此邀请不感兴趣。但是我知道，他极其正直，不可能让这样的机会溜走。我思量再三，觉得他之所以沉默是因为他内心也在进行思想斗争。大约四 141 周以后，我和妻子躺在床上阅读时，近午夜时电话响了。我妻子说，"是塞缪尔·赫尔曼。"我接过电话，听了一阵子，嘟囔道，"太好了。"然后就挂电话了。"他说，'我来，'"我说，"太棒了，我们成功了。"

赫尔曼的决定给癌症中心带来了变革性的意义。他于 1983 年年中来到纪念斯隆—凯特林癌症中心，不久，又录用了数名肿瘤学方面的杰出人才开展工作，来自以色列哈达萨医学中心的兹维·福柯斯担任放疗科主任，来自加州大学圣地亚哥分校的约翰·门德尔松担任内科主任（他后来主持 MD 安德森癌症中心），来自国家癌症研究所的默里·布伦南担任外科主任，骨髓移植专家理查德·奥赖利担任儿科主任。通过推动纪念医院发展治疗策略，新建临床项目，赫尔曼改善了病人预后，也影响到了全国癌症治疗的方式。

此外，还有两个资金来源。一是慷慨的个人和基金会提供的巨额善款（从我任职第一年的 330 万美元增至 2011 年的 3 亿美元）；二是纪念斯隆—凯特林癌症中心学会的鼎力支持。该学会由众多女性志愿者组成，不但为临床项目筹集了大量资金，而且还花费大量时间帮助改善病人照护，向公众对癌症预防和早期筛查（这是非常关键的）进行宣传教育，是医院与社会联系的重要纽带。

尽管进行了重要的人事任命，但媒体对我的报道主要是我如何裁人，而不是我有何新动作。按照我在致董事会的第一封信里所承诺的那样，我启动了两个项目，从根本上增强了人员力量。

在那时，大多数医生都是私人开业医生，在纪念医院只是做兼职，大多医院情况都是如此。这样做，医生可以赚更多的钱。我认为，这种做法会导致他们在医院不能集中精力为患者提供顶尖的照护。

我建立了这样一个制度，临床医生必须放弃在院外行医的选择，成为医院全职职工，否则就离开医院。对大多数人来说，这意味着收入大幅下降。但也有好处：他们不需要为病人提供护理，不需要寻找办公室助理、财务人员，也不需要寻找或租用场地或购买耗材。他们是纪念斯隆—凯特林癌症中心的员工，中心会为他们提供这些。

新的制度吸引了那些有志于提供最佳的、最具创新性的癌症照护的临床医生。成功实施全职全薪临床人员管理制度、行政上的多项改革在很大程度上归功于我招聘的执行副总裁，我们的首席执行官约翰·冈恩。

下一步就是创造更加浓厚的学术氛围，并为研究人员设定高标准。我创立了终身聘任制度，每一个员工的表现都要经过同行专家组的评议。我从不同的学术机构招聘了11人，组成了一个监督委员会。担任主席的是约翰·霍普金斯大学的微生物学教授丹尼尔·内森斯，他因为在重组酶方面的开创性工作以及重组酶在分子生物学上的应用，于1978年获得诺贝尔奖。（他的发现为基因的分离和操纵提供了基础，为研究提供了至关重要的工具。）

143

评审过程历时长且全面。我让乔伊斯·斯蒂奇曼也加入小组，协助专家组进行评审。我在哥伦比亚大学当医学院院长的时候，他是医学院院长办公室行政助理。历时三年，终于将 250 名员工评审完毕。在考虑了所有的因素后，专家组只建议续聘其中的 90 人。这个决定带来了极大的争议，这也是意料之中的。1987 年《纽约时报》（星期日版）在一篇封面文章专门报道，纪念斯隆—凯特林癌症中心"大洗牌"——新任院长马克斯的大动作。"在纪念医院，著名的临床部门，曾一度大权在握的、因崇尚手术而闻名的外科医生不再唱主角。"记者菲利普·博费写道，"马克斯主事，让使用放疗和化学、生物制剂来治疗癌症的医生扮演了更加重要的角色，也使得医院更加关注研究。该中心的研究部门斯隆—凯特林研究所越来越重视当下的热点领域——分子生物学，以便赶上该中心在免疫学方面的研究水平。"20 世纪 70 年代，免疫学属于热门领域。

同行评审制度伤害了很多人的感情，有些很有才能的人被迫离开。原因并非他们没有技术，而是他们没有达到评审委员会期待的学术水平。博费引用一位愤然离去的外科医生的话说，"马克斯当起领导来跟兰博一样狠 ①。"

---

① 兰博是美国电影《第一滴血》中的男主角，是一个表情冷酷的肌肉硬汉。——译者注

事实上记者不知道，在理事会大会上，有些颇具影响的理事会成员也有同样的担忧。麦肯锡高级合伙人 J. 麦克莱恩·斯图尔特认为我的动作太大，会影响士气，影响医院的气氛。

日后担任花旗银行总裁的约翰·里德，全盘质疑终身聘任制度。他认为，如果研究人员不会因绩效不佳而被解雇，就会满足现状、停滞不前。我对此提出质疑，指出终身聘任制在学术界成功运行数十载，主要原因就是其消除了可能被解雇的焦虑。它可以让科学家采用更加有创造性的手段，进行"小众"和新奇的研究，而不是只关注那些最有可能产出学术论文或短期见效的课题。如果研究不幸走入死胡同，他们也不必为自己是否会丢掉饭碗而担忧。

这个话题一直饱受争议，以至于在一次会议上一个理事会成员当面挑战理事会主席本诺·施米特。他是前任主席劳伦斯·洛克菲勒的接班人，他表示，我的改革令员工愤怒。施米特为我辩护，称"我们现在的人手确实比马克斯刚来时少了，但是我们招来了35—40名科学家和临床医生。只要是改革，都不可能是'满堂彩'，总有人会得到坏消息。但是，马克斯博士没有什么不可告人的目的。你们看到的就是事实。"此外，担任理事会荣誉主席的劳伦斯·洛克菲勒也全力支持我。争论终于得到了平息。

那时我已经认识到，不管在这场战役之初是如何说的，"治愈"所有癌症是不可能的。但是，我们至少可以做到尽力促进我们所希望看到的、病人存活率的逐渐改善，并实实在在地治愈某些类型的癌症，特别是儿童患的一些癌症。我觉得，研究人员和临床人员的合作还要更加紧密。

这也意味着，在治疗和征服癌症的战役中，我们要面对一个复杂的道德挑战：更多地关注最多可能只延长病人生命几个月的疗法或新药究竟值不值得？研发新抗癌药的过程可能耗时几十年，成本巨大，动辄数千万美元；如果最后，药物的效用有限，病人拒绝服用怎么办？

我时常和同事讨论这个问题，结果却往往都一样：我们感觉陷入困境，没有一个清楚的答案。从社会的角度来说，有些研究似乎考虑欠妥，有些资源本可以集中放在关注预防的研究上，或者放在有更大几率治愈癌症的药物上。我常常听到那些关注大局的医疗政策专家做出这样的推论，但是我很少听到临床医生自己这样说。这缘于一个很简单的原因：从许多患者和家属的角度看，哪怕能延长几个月的生命，也是弥足珍贵的。这个现实并未帮助我们走出困境，只是说我们需要具体病例具体分析并艰难地决定，什么才是改善了的治疗和改善了的病人预后。我们不得不关注于寻找比现有手段更好的疗法。

在纪念斯隆—凯特林癌症中心这场重振旗鼓的战役开展期

间，我们于 1981 年 5 月 26 日，为斯隆—凯特林研究所的生物学　147
博士候选人举行了毕业典礼，并为优秀毕业生和教师颁奖。科学
社会学的伟大先驱，我在哥伦比亚大学时的导师罗伯特·默顿，
担任了毕业典礼的演讲嘉宾，并获得了荣誉学位。默顿是一名以
科学家做研究工作的方式学习的"学生"，致力于将实验室发现
转化为变革性的治疗方法。在颁奖词中，我们坦率地指出："一
直以来，我们并没有积极利用在科学领域不断发现的新思维；至
今，我们也未必进步了多少，但是我们可以确定的是，在得到启
发之后，我们就没有太多借口来纵容我们的无知和落后了。"

我将这句话作为此后人生的箴言，铭记于心。

12 新盟友的加入 _____

1983 年 2 月，慈善家、纪念斯隆—凯特林癌症中心董事会 ₁₄₉ 成员伊妮德·安嫩伯格·豪普特来电告诉我，她的朋友劳伦斯·洛克菲勒建议她考虑给我们捐款，以翻修破旧不堪的门诊部。她问我是否可以安排参观，并介绍翻修计划。几周后，在东 67 街，她走出一辆黄色的出租车。她身材高挑，发型精致，身穿考究的套装，手上戴着白色的手套。她主动与我握过手后，便和我在老旧的门诊部仔细察看门诊的每一个角落。伊妮德·豪普特的父亲摩西·安嫩伯格在担任《赛马日报》和《费城询问者报》的发行人期间积累了一大笔财富；她的哥哥沃尔特·安嫩伯格，三角出 ₁₅₀ 版集团创办者，出版发行《电视指南》《十七岁》杂志等出版物，同时担任《十七岁》杂志的发行人和编辑。然而，伊妮德最知名的还是她对慈善事业的极度慷慨。她将自己的巨额积蓄捐给了纽约植物园，园里的温室就是用她的名字命名的。她还为美国国家美术馆和大都会艺术博物馆慷慨解囊。

我们在拥挤的四层门诊楼待了一个小时。我对她亲力亲为的做事方式十分欣赏。我完全没有试图粉饰现实，门诊部医疗水平很高，但候诊室十分拥挤，连椅垫都褪色甚至有破损，粉刷过涂料的墙上也出现了裂痕。

这一切豪普特都看在了眼里。我们重新回到街道。"这楼实在是太破旧了，旧得让人沮丧，"她说，"重建需要多少钱？"我告诉她，据建筑师估计，算上新建放疗科病房的费用，大概需要4500万美元。"我可以捐赠2500万美元，"她加快语速说，"我的律师明早会给你打电话。"

新门诊于1991年9月正式投入使用，除了粉刷一新的墙壁和焕然一新的椅子，随之而来的还有癌症治疗的新思维。这种新思维很微妙，它在一定程度上体现了癌症临床照护策略的转变。从广义上看，它促进了美国公众对癌症认知的改变，包括公众提及癌症时言语上的改变。我们帮助癌症患者摆脱阴影，提供更舒适、贴心、有人情味的医疗服务，让更多的癌症患者出院。新的门诊部有一个放疗中心、一个门诊手术医院（Surgical Day Hospital），还有专为医生提供的办公套间。豪普特的慷慨和品味甚至包括出资购买每日鲜花。新门诊还有其他重要的创新。简单来说，我们决定让患者与家人在家相聚的时间更多，在医院停留的时间更短。这样他们的疾病预后也越好。这一创新不仅关系到舒适性，更关系到健康。在舒适的环境下，患者更容易保持健康的心理状态，可以更好地接受和坚持治疗方案。患者住院（多数情况下都不必要）的时间缩短，也自然可以节省医疗费用。

治疗癌症的挑战远不只癌症难治、致命和易变异。令人感到震惊的普遍事实是，许多人在确诊后就彻底放弃了，拒绝接受任何治疗。有时，病人会因治疗方案残酷、痛苦而放弃。这样的现象屡见不鲜。甚至向我咨询的朋友也是这样。在他们确诊后，尽管有我的鼓励，让他们坚持治疗，但还是有人放弃治疗。患上癌症这个"异种"般的疾病，许多病人都无法忍受。如果能改善治 152 疗方案，减少治疗带来的恐惧，并确保病人获得必要的家庭支持，癌症治疗就能更加有效。

这些关切促成了许多行动的诞生，并最终改变了大众对于癌症治疗的认知。在纪念斯隆—凯特林癌症中心，我和同事们认识到，在改善病人的生活质量和疾病预后上，除了在实验室中研发新药，在其他方面我们也大有可为。

驱使我让纪念斯隆—凯特林癌症中心向这个方向发展的决心，在一定程度上来源于护理部主任帕特里夏·马佐拉。1981年，她和护理部的一些同事来与我讨论建立成人日间治疗中心的可能性。她的理由十分简单：那些接受诊断或化疗的病人按照常规会在医院住院一两天，但是她认为，从病情来看，这些病人中有 80% 都可以日间在医院接受治疗，晚间在家中度过。家庭所提供的生理、心理上的慰藉对缓解癌症治疗带来的虚弱、压力、焦虑有极大的作用。此外，建立成人日间治疗中心还可以改善医疗质量、显著减少医疗开支。马佐拉估计，80%—90%的接受化疗的患者都符合日间医院的收治条件，而早前，有的化疗患者做一次化疗就得在医院住院三天之久。

153 　　在当时，在日间医院为癌症患者提供化疗的治疗是前所未有的，需要得到纽约州卫生部的批准。这不是一件容易的事。对大多数人来说，为癌症患者设立成人日间医院严重违背标准规程，我们需要证明成人日间医院不会给病人带来伤害。

　　州政府表示，除非我们可以通过历时数年的对照实验证明，病人在日间门诊接受治疗和住院接受治疗的治疗结果至少相当，否则就不同意给我们颁发许可证。最终，我们说服了州政府批准我们的成人日间医院作为"实验项目"开展，以便进行为期三年的研究。我们认为三年时间比较合理，通过三年的研究，我们有能力得出合理结论，证明病人在日间医院接受治疗的治疗结果等同于甚至优于住院治疗的治疗结果。最后，我们发现，日间医院治疗的病人获得了更好的治疗体验，而费用大约只相当于过去的三分之二。

　　我们的成人日间医院，实际上是第一家提供深度门诊癌症照护的医院，也成为了美国许多癌症中心的榜样，在全国产生了极大影响。要知道，在那时，美国的住院治疗原因中癌症居于首位。1990 年，我们又建立了外科日间医院，使符合条件的病人可以在恬静优美的环境下，在就诊当天接受乳房活检、淋巴结活检、局限性皮肤癌切除等治疗。

这些成功使我们开始重新思考，在提供医疗服务的各个方面，我们需要做什么，要实现成功的治疗，需要考虑哪些要素。随着日间医院制度的开展，病人白天能够在舒适的房间里接受最多长达 12 小时的治疗，晚间能回家与家人团聚。在接下来的 20 多年，纪念斯隆—凯特林癌症中心更是放弃了将所有服务集中在纪念医院主院区的旧思路，在纽约州、新泽西州和康涅狄格州先后建立了十多个门诊部。

1985 年，我们的诊疗收入大约 30%—35% 来自门诊服务；到 2003 年，达到了 50%；到 2010 年，这一比例已经接近 65%。年门诊量则从 1980 年的 14.1 万人次增加到了 2011 年的 53.6 万人次。

并非所有的临床上的进步都只涉及建房造楼。我们还通过其他改革，引入了改善病人生活质量和提升治疗依从性的新方法。病人的生活与安适度，而非其体内的恶性肿瘤，成为了医疗工作的关注重心。

1982 年，我们又迈出重要的另一步。这一年，凯思林·弗利——我们医院的神经病学家，癌症疼痛研究和治疗领域的领军人物——为癌症患者带来了创新的疼痛治疗服务。在认识到癌症和其治疗相关的痛苦后，她创立了第一个系统性的、目标明确的项目来舒缓癌症疼痛。她还领导了相关研究，发现正在接受治疗的癌症患者中，有三分之一的人在遭受疼痛，而晚期癌症患者中有三分之二的人遭受严重疼痛。

弗利和她的同事们发现了新的、更有效的舒缓疼痛的方法，例如，一种和吗啡有关的药物。这种药物更加有效，并且停药反应更小。为了贯彻她的治疗理念，她建立了护士研修项目和针对医生的、为期两年的疼痛临床研究项目。如何积极有效地缓解疼痛，不再是治疗后才开始考虑的事情，而是真正融入了癌症治疗。

我们的一位精神病学家吉米·霍兰则带来了另一个重要的革新。病人被诊断出癌症后，往往内心十分苦痛，特别是在 20 世纪 80 年代中期，癌症生存率非常低的时候。手术和其他的治疗也会使患者产生对身体形态等的焦虑。由于多种癌症都有复发的可能，即便患者幸存①了，在与可能出现的复发作斗争的过程中，易产生慢性焦虑和沮丧。但是，无论是纪念斯隆—凯特林癌症中

---

① 指的是五年后仍然活着。——译者注

心，还是其他癌症中心，都没有专门开展任何项目来理解患者和治疗患者的痛苦。医院在很大程度上采取的是这样一种态度——"他们已经得到治疗了，我们没有别的能做的了"。霍兰通过创建后来被称为"心理社会肿瘤学"的新领域，使患者的身体和心理舒适度成为了癌症治疗模式中的重要组成部分。

霍兰说服了我，让我认识到心理社会肿瘤学的重要性。我 156 妻子的敦促也让我受益。她接受过精神病社会工作培训。她相信，解决病人心理上的压力能够帮助病人更好地面对癌症治疗的挑战。在我妻子及其他人的推动下，我们为每个病人配社会工作者，向他们提供咨询，了解他们的焦虑和恐惧，提供去精神科接受治疗的机会，这种做法作为医院的制度之一来执行。

这是黑暗世界中的一缕阳光。病人和家属要独自面对疾病，而治疗过程又十分残酷，预后也往往不佳。关注癌症幸存者的心理健康，霍兰在肿瘤治疗上迈出了重要的一步。被诊断出患癌的"羞辱"让患者很难与比别人讨论内心的恐惧和治疗后的生活，他们很少得到机构的支持。在他的研究中，霍兰发现，应对死亡和将要死亡往往让病人感到愤怒、恐惧、焦虑、绝望，形成经济压力、家庭压力。大概 50% 的癌症患者都会在某个时间点遭受严重到足以确诊为精神疾病的心理问题的困扰；大约 25% 的病人产生急性的临床问题，以致影响到其癌症治疗，常常需要特别治疗

或特别药物。出现这些情况的病人为数不少。霍兰成为了纪念斯
157　隆—凯特林癌症中心精神与行为科首任主任，这是在癌症中心中
成立的第一个此类科系。此后，她成为国际心理肿瘤学会及美国
社会心理和行为肿瘤学学会的创始主席，推广患者心理健康干预
服务。

　　霍兰对癌症患者说："你们是真正的专家和老师，因为你们才
知道面对这些问题的感受。请向你的医生提问题并告诉他你的感
受，不要羞怯或不情愿表达。"

　　然而，许多人并不认可她的建议。一些肿瘤外科医生和肿
瘤内科医生不加掩饰地把她关注的患者心理看作癌症治疗体系的
"花边"，认为它不像手术、放疗、化疗那样有科学性。一些外科
医生私下找到我，质问我："我们这么做是为了什么？"他们坚持
认为，这些精神病医生并没有用任何医学界认可的药物或治疗方
法来治疗肿瘤；新成立的精神与行为科从根本影响了纪念斯隆—
凯特林癌症中心的科学性。

　　简单来说，这些外科医生认为，任何不致力于直接杀死肿
瘤细胞的科室都是一种资源的浪费，是胡闹，是不严肃的，极其
危险。这些持拒绝态度的人判断错误且目光短浅。随着时间的推
移，纪念斯隆—凯特林癌症中心和其他知名的癌症中心都接受了
霍兰所提出的建议，病人也获益。

我们中心另一项领先所有癌症中心的项目是开创于 20 世纪 158
80 年代的遗传咨询。大约有 5%—10% 的癌症患者因为遗传原因
患癌，基因咨询就是给有家族史的患者或在基因标记物 ① 角度处
于高危者提供服务。这个由肯尼斯·奥菲特领导的项目是纪念斯
隆—凯特林癌症中心预防和早期发现服务的重要一部分。

我们也开始敲除不同学科之间的壁垒。在传统的肿瘤诊疗
模式下，先由一组医生诊断疾病，然后由另一组医生解释结果并
制定治疗方案。先由外科医生切除肿瘤，之后将病人交给肿瘤内
科医生或放射治疗医生处置。另外，在空间上不同项目也是分隔
的，这导致病人不得不在迷宫般的医院大楼里奔波。

那时，我正担任辉瑞制药公司董事会成员。有一天，一个关
于营销理念的讨论启发了我的思考。应该如何打破纪念斯隆—凯
特林癌症中心的学科障碍呢？辉瑞公司的一位高管介绍了关于糖
尿病的营销计划。糖尿病是一个复杂的慢性疾病，需要管理病人
生活的方方面面，包括饮食、锻炼、血糖水平的监控和药物治疗
等。辉瑞想要通过向医生提供印制了介绍糖尿病管理系统的小册 159
子，带动新药的需求。

我意识到，如果可以将诊断和治疗过程整合起来，癌症的治

---

① 例如造成妇女患乳腺癌的 BRCA 基因。——译者注

疗应该能够更加有效。这在今天听起来平淡无奇,但在癌症诊疗过程条块分隔的年代,却意味着巨大的变革。我们创立了多支多学科团队。他们互相合作,协调病人的照护,在检查、监测和治疗上进行更加密切的交流。每一种癌症都有专门的团队负责。出乎意料的是,在整合癌症治疗过程中,研发电脑软件竟然成了最迫切需要的方面之一。有了它,诊疗团队中的成员才可以跟踪、梳理和分析病人在不同诊疗部门产生的预约、X 光检查、活检、药物治疗信息等诊疗信息。

我把这个挑战告诉了我的一个好朋友,辉瑞董事会成员、国际商业机器有限公司首席执行官约翰·奥佩尔。他认为这对于计算机巨头国际商业机器有限公司(IBM)来说是一个十分有潜力的商业机会,于是便安排纪念斯隆—凯特林癌症中心团队与位于纽约波基普西的 IBM 研究中心的专家会面。

1984 年 3 月,我加入了软件开发团队,团队中有临床医生、护士、研究人员、我们的执行官约翰·冈恩、首席医生塞缪尔·赫尔曼以及纪念斯隆—凯特林癌症中心主席迪克·里夫金德。我们用了三天时间,解决了用于支持疾病管理团队的新软件系统的各方面问题。

几周之后,IBM 研究部负责人带来了一个令人震惊的消息:我们要输入的数据量大而种类多样,他们的软件设计师认为,没有任何一个系统能够如我们想象的那样追踪患者的情况。他说这个系统的技术复杂性远远超过登月。

这个消息使我清醒。我和时任美国运通公司首席执行官、纪念医院董事会主席詹姆斯·罗宾逊三世就此开展讨论。他建议我去咨询由麻省理工学院的几位教授组建的剑桥技术合作伙伴公司（Cambridge Technology Partners）。

剑桥技术合作伙伴公司对医院信息系统和需求进行了 30 天的研究，然后建议我们不要把所有信息作为一个整体来处理，而应该把信息分割成几大块处理。其后，该公司用了整整三年的时间开发软件，完成了一个数字化治疗和管理系统。

这个系统强化了医疗，减少了差错和药物不良反应，也给了医生更多、更及时的信息，并使他们能获取 90 种癌症的"最佳实践"。这个系统不仅能追踪所有患者的治疗信息，而且可以计算预期治疗费用，便于更好地控制费用。纪念斯隆—凯特林癌症中心也因此成为纽约州第一家有效实施无纸化医疗的医疗机构，成为了其他医院和癌症中心的榜样。

我每周都会与劳伦斯·洛克菲勒对话。我们所开展的众多不同寻常的医疗项目之一便来源于我们的一次对话。很多次，我的秘书正高兴地通知我洛克菲勒先生在来的路上时，他就已经推开我办公室的门了。他常常突然中断思考，开始谈论实施细节或策

161

略细节，并滔滔不绝起来。不论在电话中交谈还是当面谈话，他都会用"这次交流真是棒极了！"来作为这些非正式谈话的结束语，大多时候他这么说是对的。

20世纪90年代初，有一次，洛克菲勒邀请我到他的办公室共进午餐。地点是在洛克菲勒中心的一个专为家族成员准备的办公套间。他的哥哥纳尔逊曾在此办公。纳尔逊已于1979年1月去世，但是劳伦斯告诉我，这间屋里的所有陈设都保持了原样，甚至连办公桌上工作文件都没动过。我们坐在纳尔逊办公室里的一个小圆桌边，吃的是劳伦斯最喜欢的法式清汤、咸饼干和白面包做的奶酪三明治。

劳伦斯是一个很注重精神生活的人，尽管不总是传统意义上的。他偶尔会跟我说，他相信要治愈病人不仅需要关注病人的身体本身，还要关注他们的灵魂并使用一些非传统的方法。吃饭间隙他说，这就是他邀请我前来讨论的目的。"我想要捐资设立一个向患者提供系统性医疗的项目。纪念医院应当建立一个补充医疗项目，在治疗病人生理上的疾病的同时解决好他们的心理问题。"

我是一个崇尚科学的人，他也知道，在癌症这种充满挑战性的疾病上，我对按摩治疗、音乐治疗、艺术治疗、冥想等替代性疗法的治疗价值持保留意见。因此他提出了一个更聪明的方案。

162

他不仅打算捐资设立一个名为"整合医学"的非传统治疗①项目，同时也会资助"转化研究"，而后者将会由我直接领导。"转化研究"会加速癌症生理学方面的实验室发现向新的临床治疗方法的转化。他知道这是我非常感兴趣而且非常希望发展的领域。

1998 年，洛克菲勒捐赠 1000 万美元，设立了这个"二合一"项目。他试图通过强调该项目的最终目的是将新治疗方法带到"床旁"，以消除那些顽固的肿瘤内外科医生对替代疗法的怀疑。这种做法就像是母亲护着孩子，没有几个人能反对。而这也保证了纪念斯隆—凯特林癌症中心可以实现其愿景，为感兴趣的患者提供整体的癌症照护。

1998 年末，洛克菲勒写信给我："我衷心感谢你对这项工作的参与和投入。更令我欣慰的是，我们在此过程中携手探险，心怀共同的愿景将癌症中心引向未来的成功。"

我们成功地说服了一位在该领域颇有建树的退休专家巴里·卡西莱斯重新出山，担任劳伦斯·S. 洛克菲勒整合医学项目的首任主任。她在整合医学领域有超过 25 年的丰富经验，而且著述极丰。她开展了"植物药对免疫系统的影响""补充性医疗干预在癌症治疗中的作用"等诸多研究项目。

163

---

① 即非传统西医疗法。——译者注

至此，纪念斯隆—凯特林癌症中心的整体医疗项目已经能够提供接触疗法、身—心疗法、针灸疗法、创意疗法、灵气按摩、营养咨询、锻炼等多种补充性治疗，帮助病人增强体魄、放松精神。纪念斯隆—凯特林癌症中心的癌症患者、在其他机构接受治疗的癌症患者，甚至普通来访者，都有机会体验这些服务。

我们发现，当对这些疗法感兴趣的病人可以接受这些疗法
164　时，他们通常会展示出更好的治疗依从性，不会转而去寻求江湖郎中、偏方或效果存疑的药草——大多数时候，这些治疗都是无效甚至有害的，尤其是当病人因为这些疗法而放弃西医治疗的时候。

当然，癌症治疗中的这些创新和对病人的重视并不能"治愈"癌症，但是它们在一定程度上消除了癌症的神秘，让它不再令人不安，提高了病人的生活质量，也使我们所有人都领会到，要想带来更好的治疗结果，需要的不仅仅是更好的抗肿瘤药物和新的治疗方案。在我们减轻伴癌生存带来的沉重负担的漫长过程中，我们又迈出了一步。粉红丝带——象征着公众提高癌症认识，将之视作一个可治疗的慢性病的标志性符号——也呼之欲出。

13 乳腺癌患者的新家 _____

在我们门诊大厅外科候诊室里相邻而坐的两位女士看起来状 态都挺不错——如果忽略她们脸上显而易见的焦虑表情的话。她们的周围环绕着一群病人，有老有少，都带着严重癌症的标识：氧气罐、静脉输液管、化疗带来的斑秃、苍白而紧绷的皮肤和瘦弱的四肢。这两位女士就像是走错了地方一样。这在20世纪80年代中期的门诊候诊室中并不是多么罕见的情景。不过当我注意到这两位妇女的时候，我开始思考：也许她们真的不属于这里。

我之前一直认为，癌症治疗的过程就是分子生物学家解决一 个又一个科学难题的过程。但是看着这些表面非常健康的女性患者，我越来越意识到我们在纪念斯隆—凯特林癌症中心的工作中人文关怀的重要性。很有可能，这两位女子的乳腺检查提示存在可能患乳腺癌的肿块，被转介到我们医院寻求诊断和治疗，对此我们已习以为常。乳腺癌早期患者往往表面上看起来很健康，这两位女子也是如此。她们才刚刚开始与这种疾病做斗争。尽管这种疾病很严重，但是我们在治疗上做得越来越好。

　　她们的生活可能还没有受到疾病的严重困扰，可能一辈子也不会。但现在她们却在候诊室里面对乳腺癌最严重的影响。这一切令人情绪压抑和低落。于是，我开始思考我们能做些什么来帮助这类病人，让她们在进入癌症治疗这个充满挑战的世界的大门之时，能够稍感轻松。

　　有了初步的想法以后，我请教了同事。之后，我们提出了一个新的概念：建立独立的女性乳腺癌门诊。这之前从来没有人尝试过。

　　乳腺癌患者与其他疾病患者在一些方面有所不同，我们认为治疗也应体现这些不同。首先，乳腺癌患者一般是女性，男性
167 患者极少。而且，对很多妇女来讲，它影响的身体器官——乳房，与其身份及女性化气质有着与生俱来的紧密联系。社会将女性的乳房看作美和性的基本元素。乳房也与女性"扮演"的独特角色——母亲——紧密联系，是女性可以做母亲的根本。我们自问，为什么不创建一个专门机构以反映这些差异并提供更"敏感"的综合治疗呢？

　　我们开始设想建立一个独立的医疗中心，该中心拥有自己专业的疾病治疗团队，包括肿瘤内科医师、放射治疗师、病理学家、遗传咨询师、精神病专家以及社会工作者，系统性地提供最新的乳腺癌预防、诊断、门诊治疗服务以及其他一系列的

支持服务。除依旧需要在主院区的手术室开展的外科手术之外，中心可以提供一整套综合服务。医院董事会对这个设想给予了极大的支持。

尽管独立的乳腺癌治疗中心在这以前闻所未闻，但是很多医生，包括内科主任塞缪尔·赫尔曼、乳腺癌组负责人拉里·诺顿及乳腺癌组的其他所有医生都对这一想法充满热情。我们请来了专家设计新的乳腺癌防治中心，希望它能够为病患提供更多情感支持，在某种程度上更加女性化，更能抚慰患者及家属。接下来，就只有两件事需要解决了：为中心筹集资金（估计需要2000万美元）和选址。

我和我们的董事长詹姆斯·罗宾逊三世讨论了计划。他建议 168 我与他的妻子琳达·罗宾逊合作为筹集资金想办法。琳达·罗宾逊是一位经验丰富的公共关系高管，她建议我们联系化妆品业。她认为，助力女性健康是这些公司与客户建立联系、回馈客户的一种方式。

我们拜访了一些大型化妆品企业，包括露华浓、欧莱雅和雅诗兰黛。但是他们的态度都是"我们不要把化妆品销售和癌症联系起来"！将美与疾病联系起来太令人沮丧了。对我们所期待的可成为女性医疗卫生服务上的重大创新事业而言，这样的开端非常令人失望。乳腺癌防治中心如今非常普遍，但在20世纪80年代我们初次提出这种观点时，却只有少数几位知名女性愿意通过分享自己患乳腺癌的经历，推动这项改革。

1974 年，贝蒂·福特首次公开表示她患有乳腺癌并接受了乳腺切除手术。这是公众视线中的知名女性公开谈论自己患乳腺癌的早期实例之一。福特夫人此举十分勇敢，它提高了人们对癌症的意识，并使得公众不再谈癌色变。不久，纳尔逊·洛克菲勒的妻子哈皮·洛克菲勒也公开表示她患有乳腺癌。我们还需要继续努力。

偶然的是，另一位公众人物患乳腺癌促使了公众态度的改善，而且她的事也与我有关。1987 年 10 月的一天，我在办公室，突然秘书告诉我"白宫来电话"，我感到非常震惊。电话是第一夫人南希·里根打来的。她告诉我，她被确诊患了乳腺癌，现在在治疗方案的决定上面临困难。最后，她问我是否可以第二天到白宫一起吃午饭，边吃边给些建议。

我火速赶往华盛顿。南希向我介绍了她的病情。她的医生发现了一处肿瘤，并给了她两个备选方案。第一种也是创伤最小的方法，是乳房肿块切除术。这是一种相对较小的切除癌变组织的手术，但是后续需要做一个疗程的化疗，甚至还需要放疗。这些治疗可能会导致脱发等副作用，可能会迫使她脱离公共事务一段时间。她非常不愿接受这种方案，因为当时几个重要的国事访问已经确定，包括苏联领导人戈尔巴乔夫的来访。第二种是乳房切除术，这是一种创伤更大的手术，需要一段时间才能恢复，但可能不需要后续放化疗，她只需要淡出公众视线一小段时间。

她想选择第二种方案，但是无法确定这种方案对她的健康的最终影响。我告诉她，如果医生认为这两种方法都一样有效，都不会影响她的健康，那么选择完全取决于她。

她选择了乳房切除术。术后不仅恢复得很好，而且还在电170视访谈节目上谈及她患有乳腺癌，鼓励女性定期接受乳腺 X 射线检查。无疑，她增加了公众对乳腺癌的了解，有利于恐惧心理的消除。

在之后的一次谈话中，我告诉里根夫人，她在公众场合谈论乳腺癌的行动，鼓励了更多的女性接受乳腺癌筛查，她听后非常开心。我和她的交集还未结束。几个月后，出乎我意料的事发生了。里根夫人邀请我和妻子参加国宴。车停在白宫门口，我们同许多政治家和名人一起，在海军的护送下步入宴会厅。群星璀璨中我们就像两个追星者。当听到一些摄影师小声地议论"他们是谁"的时候，我们笑了。

名人效应为乳腺癌患者提供更好的治疗道路上迈出了令人欣慰的一步，但是为乳腺癌防治中心募集资金的目标远远没实现。直到 1989 年的一个晚上，我在家意外地接到了雅诗兰黛化妆品公司领导伦纳德·劳德的电话。他告诉我一个不幸的消息：他的妻子伊夫琳被查出患有乳腺癌，希望到我们医院治疗。我为她安排了治疗。伊夫琳·劳德是雅诗兰黛公司高级副总裁，是一位优秀的营销者。我有幸和她讨论了建立集预防、早期发现、诊断、治疗和幸存者项目为一体的独立的乳腺癌防治中心的事宜。

她立刻明白了我们的目标，并表示愿意帮助。她迅速启动项目规划，并将她的名字、家族企业和这个项目联合起来，为筹集资金起到了至关重要的作用。这证明了化妆品与癌症治疗并不像其他人认为的那样水火不容。

随着建立乳腺癌防治中心计划的推进，我们逐渐意识到，在纪念斯隆—凯特林癌症中心院区内已没有地方兴建乳腺癌防治中心。所以，一进入设计阶段，我们就不得不开始寻找新址。我们的代表接触了一些纽约东区的大楼业主，商谈场地租赁事宜，但是均遭到拒绝。他们认为在商业大厦里有一个治疗癌症的机构会使许多人感到恐惧和不适。这可能会吓走租客或消费者。

这使我想起曾几何时，医生治疗癌症时害怕癌症传染。可那已经是 18 世纪的事了。这一回，劳德夫妇又一次帮助了我们，在东区帮我们找到了合适的地点，就位于第二大道和第三大道之间的 64 街。业主严禁我们在楼前悬挂乳腺癌防治中心的标牌，最后还是租给了我们，因为这个地方原本是用来当车库用的，比较偏僻，甚至可以说不好找。

伊夫琳·劳德在那里举办了新闻发布会，宣布乳腺癌防治中心项目正式开启。10多年前便开始投身抗击乳腺癌事业，并为之做出建设性工作，向公众宣传乳腺癌知识的福特总统夫人贝蒂·福特也出席了仪式，并做了主旨发言。

劳德夫人积极参与乳腺癌防治中心的设计规划。中心设有乳房假体和假发商店，帮助因乳房切除术而失去乳房或化疗后脱发的女性。劳德夫人还是一位资深的自然摄影师，她捐赠了多幅自己拍摄的优美作品和其他艺术作品，悬挂在乳腺癌防治中心的走廊两侧。

乳腺癌防治中心于1992年投入使用。中心以伊夫琳·劳德冠名，彰显她对乳腺癌防治的热情与慷慨。该中心不仅在同类机构中首屈一指，而且引领了全球癌症治疗的新方向。在此之后，仿照该中心的模式，综合性乳腺癌防治中心在美国国内和其他国家遍地开花。乳腺癌防治中心不仅带来了更好的治疗，也提高了公众对癌症的意识，促进了公众正确认识和面对癌症。随着中心的建立，虽然进程漫长，但社会上以患癌为耻的现象逐渐消除。

"抗癌之战"并没有产生大众所期盼的，或者公众人物引导大众所期盼的奇迹般的治愈效果，但是在改善治疗结果上，我们 173 艰难地取得了阶段性的胜利。患者的存活时间不仅逐渐被延长，不少患者的生活质量也得到了改善。与疾病抗争的病人也不再觉得羞耻，不再需要遮遮掩掩，三缄其口。

其间，伊夫琳·劳德积极投身抗击乳腺癌的活动，并迈出了重要的另一步。她与《自我》杂志主编亚历山德拉·彭尼发起了粉红丝带运动，并成立了乳腺癌研究基金会。这些活动迅速刮起"营销龙卷风"，为那些陷入绝望的患者的生活带来了阳光。

每年10月是乳腺癌宣传月，在此期间，国家橄榄球联盟运动员们会身着粉红色球鞋，带着粉红色毛巾和粉红色物件比赛，场面非常壮观。如果你最近有幸看到过这样的场景，你就会知道粉红丝带运动有多成功，成功地使癌症在大众心目中成为了一种虽然不总能战胜，但至少可以管理、可以轻松谈论的疾病。粉红丝带运动还筹集了上亿美元的资金，用于扩大研究规模、提升医学训练，以及向广大女性普及乳腺癌预防、自检以及早期发现和治疗的方法。

2009年10月，纪念斯隆—凯特林癌症中心启用了新的伊夫琳·H.劳德和伦纳德·劳德乳腺癌防治中心。防治中心位于高16层的乳腺和影像中心。伦纳德和伊夫琳·劳德基金会为该中心捐资5000万美元。条件与纽约东区那个车库——我们的创新理念萌芽之处——已经有了天壤之别。

我们在将乳腺癌的遗传与生物学研究成果应用于改善疗效上

取得了重大的进展，使得劳德乳腺癌防治中心不仅漂亮、舒适，更取得了实质性的进步。2005 年，患病妇女的五年生存率已经从 1955 年的 60% 上升到了 90% 以上。

随着对乳腺癌病人的基因及肿瘤组织分子分析取得进展，我们对乳腺癌有了新的认识，并带来了创新且有效的治疗方法。我们已经发现有多种亚型的乳腺癌，细胞靶点不同，可以用"鸡尾酒疗法"来治疗。

新的乳腺癌防治中心的研究成果，使针对特定类型的乳腺癌和特定的遗传缺陷提供个性化治疗方案（包括手术，以及必要的放疗和化疗）成为可能。在纪念斯隆—凯特林癌症中心，专科综合防治中心模式也被应用于前列腺癌、结肠癌、黑素瘤和妇科癌症等其他癌症的诊疗中。

14 学会爱上酸

1988 年，我开展过六亚甲基双乙酰胺的临床试验，其结果充
满希望，但也可说是喜忧参半的。在任职纪念斯隆—凯特林癌症
中心后，我与一组博士后继续了这项研究。

在这些临床试验当中，有一件事令我印象深刻。我任职后不
久，惊讶地观察到一位 50 岁的女性肺癌晚期患者在几个月中对
药物产生了奇迹般的反应。在接受六亚甲基双乙酰胺 8 个月后，
她的肿瘤生长速度减慢了 50%，而她也将至少多活 12 年。我们
与她失去了联系，最后也不知道这位女士到底存活了多久。

虽然大多数患者在试验当中最多也只是获得了短期的缓
解，但是我们相信从根本上讲，该药物颇具前景，我们应当努力
改善它的化学性质，以提高其功效，降低其毒性。也正是在那
时，我们开始研究一种新的化学物质——辛二酰苯胺异羟肟酸
（SAHA），我们的候选化合物名单上的第 392 号物质。

辛勤和汗水让我们在癌症的研究和药物研发中开辟出了一块
崭新的领域——靶向治疗。通过单独"瞄准"作奸犯科的异常细

胞，我们对狡猾的癌细胞发起有针对性的反攻，以此替代原先用强力的毒物对癌细胞和正常细胞同时进行的"地毯式轰炸"。

我们提出了这样一种假设，即六亚甲基双乙酰胺分子的某个部位参与了药物和癌细胞分子的某个部位的"结合"。药物中的部分原子链能够像磁铁一般吸引癌细胞中的分子的某个部位。

许多抗癌药物的作用机理是结合导致细胞异常生长的靶分子，并阻断其在癌细胞内发挥作用；这种结合越牢固，药物的作用就越强大。我们认为，六亚甲基双乙酰胺中酸的部分扮演的正是癌细胞结合剂的作用，于是便试着研发一种具有类似六亚甲基双乙酰胺中酸分子结构的、疗效更佳的新药物。

177　　辛二酰苯胺异羟肟酸也有同样类型的酸分子结构，而且体外实验证明，它杀死或捕获癌细胞的能力是六亚甲基双乙酰胺的 100 倍。这是一个很好的开始。接下来，我们将药物用于移植了人类前列腺癌细胞的小鼠上，发现辛二酰苯胺异羟肟酸在对小鼠几乎无毒性影响的剂量下，完全抑制了肿瘤生长[*]。接着，我们对患有其他五种癌症的小鼠分别口服和注射辛二酰苯胺异羟肟酸，并且得到了相似的结果：肿瘤细胞停止生长，小鼠的

---

[*]　Lisa M. Butler et al., "Suberoylanilide Hydroxamic Acid, an Inhibitor of Histone Deacetylase, Suppresses the Growth of Prostate Cancer Cells in Vitro and in Vivo," *Cancer Research* 60. 18（2000）: 5165-5170.

毒性反应很低。

我们虽然对得到的初步结果很满意，但仍然对辛二酰苯胺异羟肟酸为何如此有效一无所知，阻止肿瘤细胞失控生长的究竟是什么？为了构建更加有效的药物用于人类癌症患者，我们必须在分子水平了解药物的作用机制，这令人既兴奋又沮丧。

1996 年，在与我实验室其他研究人员召开的每周例会中，我无意间发现了有关辛二酰苯胺异羟肟酸作用机制的重大线索。当时，日本的三位研究者发表了关于曲古抑菌素 A（TSA）的论文。178 维多利亚·里雄——1986 年加入我实验室做博士后，后任助理教授——听了一位博士后研究员做了相关报告。日本研究人员发现，曲古抑菌素 A 作用于鼠白血病细胞上可以产生与二甲基亚砜相似的效果，而二甲基亚砜正是我们最初研究的对象；曲古抑菌素 A 在阻止癌细胞生长的同时，产生血红蛋白使细胞变红。

文章对曲古抑菌素 A 化学结构的描述令我们豁然开朗。如里雄所注意到的，曲古抑菌素 A 的结构与辛二酰苯胺异羟肟酸相似*。此外，研究人员还发现，曲古抑菌素 A 对组蛋白脱乙酰酶（HDAC）具有抑制作用。正如日本研究者在他们的一篇论文中写

---

*　M. Yoshida et al. , "Potent and Specific Inhibition of Mammalian Histone Deacetylase Both in *Vivo* and in *Vitro* by Trichostatin A, " *Journal of Biological Chemistry* 265, no. 28（1990）: 17174-17179.

道："这些结果清楚地表明曲古抑菌素 A 是组蛋白脱乙酰酶的强力特异性抑制剂，因此曲古抑菌素 A 对体内细胞增殖和分化产生的抑制作用可归因于对这种酶的抑制。"这个叙述稍显复杂，但令人激动的是，它却将我们径直引向一个简单的问题：我们是否已经找到靶点了？

179 日本研究人员已经发现，曲古抑菌素 A 是细菌产生的一种化学物质，有时被用作抗真菌药物，这种物质可以引起乙酰化组蛋白积累。乙酰化，简单来说，是一个较大的蛋白分子键合一个较小的乙酰基的过程。在本例中，就是组蛋白键合乙酰基。乙酰化改变了包括组蛋白在内的一系列蛋白质的结构与功能，而这些蛋白质均参与基因表达的调节。此外，蛋白乙酰化对于细胞生长、迁移和死亡也有一定影响。换句话说，组蛋白脱乙酰酶对于癌细胞有重要的功能作用，有点类似于显微化学水平的帮凶，有助于癌细胞存活；就正常细胞而言，组蛋白脱乙酰酶在其细胞周期中也发挥着重要作用。

我们继续工作，很快复制出了日本研究者的实验结果，并以辛二酰苯胺异羟肟酸替换了曲古抑菌素 A，结果发现，辛二酰苯胺异羟肟酸也能阻止某些组蛋白脱乙酰酶的功能。

在癌细胞中，组蛋白脱乙酰酶发挥催化剂的作用，触发那些使细胞生长失去控制的对于机体不利的化学反应。辛二酰苯胺异羟肟酸可阻止这一过程的发生。

正如我在巴斯德研究所时的导师之一、诺贝尔奖获得者弗朗索瓦·雅各布所言，这个重要的突破，既要依靠敏锐的直觉在黑暗中摸索，也需要本着对科学的执着进行严苛有秩的工作。这一发现使我们更清楚地认识到，癌症的根本原因不只是基因突变，即一串 DNA 的缺陷，还可以是酶的功能异常。

人体的各种细胞中，广泛分布着 11 种不同的组蛋白脱乙酰酶。每种酶都在细胞中发挥不同的生物学作用，这些酶的功能结构中均嵌合一种金属离子——锌离子。我们发现辛二酰苯胺异羟肟酸对其中多个酶都有强烈的抑制作用。受到辛二酰苯胺异羟肟酸抑制的组蛋白脱乙酰酶在细胞增殖、凋亡、迁移和转移的调控中发挥作用。在正常细胞中，组蛋白脱乙酰酶确保细胞正常发育、行使功能然后衰亡。在癌细胞中，这些控制机制的开关在某种程度上被逆转了，使得这些带有异常组蛋白脱乙酰酶的细胞生长失控。

人们在很多癌细胞中都发现了异常的组蛋白脱乙酰酶，这可能是指导其合成的组蛋白脱乙酰酶基因发生突变所致，也可能是合成过程出现错误所致。在这两种情况下，异常组蛋白脱乙酰酶均可使正常细胞转变成致死的癌细胞。

用辛二酰苯胺异羟肟酸抑制或阻止异常组蛋白脱乙酰酶，使

180

之有效地恢复"正常"，就能使癌细胞停止生长继而死亡。大多数用于癌症化疗的药物，将正常细胞和癌细胞一并杀死，实际上与毒剂无二，治疗的关键只不过是使用合适的剂量，在尽可能多地破坏肿瘤细胞的同时，尽量降低对正常细胞和患者机体的严重损坏。

辛二酰苯胺异羟肟酸不同，它不会不加分辨地杀死细胞。它的打击更具有外科手术的特点。辛二酰苯胺异羟肟酸抑制癌细胞和健康细胞中的组蛋白脱乙酰酶，但健康细胞很快（几小时内）就能够从这种影响中恢复。相反，癌细胞不但不能恢复，反而会被扼杀。这便是我们所知道的辛二酰苯胺异羟肟酸很少产生副作用的原因。辛二酰苯胺异羟肟酸疗法是一种靶向治疗。

1999 年，我和纪念斯隆—凯特林癌症中心的同事合作，对辛二酰苯胺异羟肟酸作用机制有了进一步的了解。运用 X 射线晶体衍射技术，我们能够在组蛋白脱乙酰酶与辛二酰苯胺异羟肟酸发生反应时抓拍分子水平的图像。图像显示，在组蛋白脱乙酰酶结构中决定其活性的部分——催化位点——嵌合了一个锌原子。辛二酰苯胺异羟肟酸分子中的异羟肟酸部分正与组蛋白脱乙酰酶的锌原子结合。

辛二酰苯胺异羟肟酸分子形态像一条长蛇，而组蛋白脱乙酰酶中锌原子嵌于催化位点——"口袋"结构的底部。长而窄的辛

181

二酰苯胺异羟肟酸分子进入组蛋白脱乙酰酶的"口袋"，使得其末尾的异羟肟酸可以与锌原子紧密结合*。

这一看似属于技术性的观察结果有着重大的意义。大多数科学家坚信，要使缺陷基因关闭或开启，必须在某种程度上改变DNA自身的结构。致癌病毒正是以此种方式将正常细胞转变成肿瘤细胞。

但是，在得到其他几个实验室类似结果的支持后，我们的研 182
究展示出了部分差异。与基因结合的关键蛋白结构的改变，而非基因自身DNA结构的改变，可以转变基因表达其功能的方式，并由此改变细胞的表型。这一重要的发现被称为基因表达的"表观遗传"控制。

表观遗传治疗现在发展迅速，是抗癌药物研究中很有前景的领域。事实上，它也有望成为治疗神经退行性疾病、自身免疫病、艾滋病和代谢疾病等其他疾病的一种有效方法。

表观遗传治疗已经发展为新的医疗产业。2001年，科学出版物《自然评论：癌症》邀请我作该刊第一篇关于组蛋白脱乙酰酶抑制剂研究现状的综述。为了完成这篇综述，我阅读总结了近400篇文献。在仅仅八年后的2009年，我收到了更新综述的请

---

* Micheal S. Finnin et al., "Structure of a Histone Deacetylase Homologue Bound to the TSA and SAHA Inhibitors," *Nature* 401, no. 6749 (1999): 188-193.

求；我搜索文献发现，仅仅在之前的 12 个月里就有将近 9000 篇该主题的论文发表。（于是，我婉拒了更新综述的请求。）

我们发现辛二酰苯胺异羟肟酸能阻止小鼠体内一些癌细胞的生长并且副作用很小后，便立刻决定进行人体试验。我们向美国183 食品药品监督管理局申请一期临床试验，主要目的在于确定其对人体的毒性，也可能同时得到一些疗效相关证据。美国食品药品监督管理局在 2000 年 1 月批准了申请。此时，距我和我的同事踏上新型抗癌药物研究的道路已经 25 年了，距六亚甲基双乙酰胺试验结束已经 10 年了。

患间皮瘤、非霍奇金淋巴瘤、前列腺癌、甲状腺癌等各种不同癌症的 73 位晚期癌症患者，被选定接受治疗。其中，有 5 位病人的肿瘤缩小 50% 以上，1 位病人奇迹般地几乎完全缓解，正如我们之前在六亚甲基双乙酰胺试验中所看到的那样。

这样的缓解极其振奋人心，因为这位病人是一位 19 岁的女孩，她患有大 B 细胞淋巴瘤，已经尝试尽了其他的治疗手段，只能面临死亡。当她开始接受辛二酰苯胺异羟肟酸治疗的时候，已经卧床不起，被大学强制休学。经过我们几个月的治疗，她的症状消失了。虽然我也曾经在六亚甲基双乙酰胺试验中的肺癌患者身上目睹这一切，但在新试验中看到这一现象依然激动异常。年184 轻人重获希望总是振奋人心！辛二酰苯胺异羟肟酸导致的呕吐和腹泻让她受了些罪，但是经过 17 个月的药物治疗后，她完全康复了，重返了校园。失去了一个曾与我有过某些联系的病人，即使不是经我亲自治疗的病人，我感到很失落。但这一次，失落感被新的使命感所取代。然而，事情并没这么简单。

不同医生对治疗途径的选择各有不同，即使在最好的情况下，临床决策仍然需要兼顾科学与艺术。许多因素对于策略的制定都十分重要，比如病人的心态、各类药物的副作用，等等。

一位年轻女性患者的医生是一名私人诊所的肿瘤医师，鉴于病人对药物的反应很好，他认为病人可以停服辛二酰苯胺异羟肟酸。我担心停药后淋巴瘤复发，便恳请他三思，希望病人继续服药。然而他和病人都认为癌症已经治愈。

不幸的是，几周之后，她的肿瘤复发了。我们重新尝试了辛二酰苯胺异羟肟酸治疗，但这次她体内的肿瘤不再对此有反应。我们猜测，这有可能是因为肿瘤细胞发生了突变，从而对我们的治疗产生了抗体。这种情况很常见。辛二酰苯胺异羟肟酸或许可以杀伤一种癌细胞，但对于突变后的癌细胞却无可奈何。这位病人不久就告别人世了。这个令人心碎的例子使我们明白，辛二酰苯胺异羟肟酸确实能够带来良好的疗效，但是如果有效则必须坚持用药。后来的试验也证明，即便辛二酰苯胺异羟肟酸治疗有效，有时持续的时间很短暂，肿瘤依然可能会在几个月甚至几年

185

之后卷土重来。这位女性患者的特殊之处在于，她在接受药物治疗后恢复得相当好，症状已完全消失。

不过，我们已经取得了很大的进步，足以扩大临床试验的规模了。我们希望将辛二酰苯胺异羟肟酸疗法应用于不同类型的肿瘤，并推广至其他肿瘤中心，以确定这种药物是否可以推向市场。进行更大规模的试验需要大量的经费，而纪念斯隆—凯特林癌症中心不愿承担费用。这可以理解，因为能否生产出有效的抗癌药仍有太多的不确定性。我们接触了许多大型的制药公司和一些规模较小的生物技术公司，寻找愿意为我们的试验出资的公司；作为回报，药物如果成功上市，许可证归它们。但它们都不太情愿。这些公司的化学家认为，像辛二酰苯胺异羟肟酸这种极性化合物可能因为毒性较大而不适合作为人类用药。即使我们试验的结果表明事实并非如此，我们还是无法说服他们信任该药的安全性。在与一家大型医药公司的顶级科学家的一次会议中，公司的一位高管质疑我们的数据，并断定我们搞错了，这种极性化合物不可能像我们宣称的那样，带来任何治疗获益。我感到极其愤怒，于是我们一行人当即起身离开了会议室。

186　　　之后，我们决定尝试其他途径，建立自己的生物技术创业公司，作为吸引风险投资公司投资的手段。虽然风险颇高，但是一旦证明辛二酰苯胺异羟肟酸确实有效，回报也会相当丰厚。通常来说，风投公司比大型医药公司更愿意承担这样的高风险。（成功后的收益会与我方共享。哥伦比亚大学与纪念斯隆—凯特林癌症中心拥有该药物的专利权，收取授权使用费。）位于波士顿的一家叫作"医疗风投"的公司同意投资我们于 2001 年成立的阿顿制药公司。"阿顿"是古埃及的太阳神，他的光辉照耀着他的子民。我们对辛二酰苯胺异羟肟酸抱有深切的希望，这个名字再合适不过。

按之前的计划，我们利用获得的投资在几个肿瘤中心进行了进一步试验。在得克萨斯州休斯敦的 MD 安德森癌症中心，皮肤肿瘤科医生马德林·杜维克牵头进行针对皮肤 T 细胞淋巴瘤的试验，那时这种罕见癌症没有任何有效治疗手段。辛二酰苯胺异羟肟酸的治疗结果相当显著，超过 60% 的病人病情得到了缓解，约三分之一的病人有明显好转。

临床试验的成功意味着药品研发成功的希望大大增加，完全失败的风险显著降低。这吸引了许多大型医药公司的注意。2004年，默克公司收购了阿顿，继续进行试验，准备将辛二酰苯胺异羟肟酸引入市场。默克公司财力雄厚，能够进行更多的临床试验。最终，在 2006 年 10 月，美国食品药品监督管理局批准了辛二酰苯胺异羟肟酸用于皮肤 T 细胞淋巴瘤的治疗，通用名为伏立诺他。与此同时，检验辛二酰苯胺异羟肟酸是否对其他恶性肿瘤有效的试验继续进行。

如今，各大型医药公司、生物技术公司、学术机构、美国国家癌症研究所有数百个项目都在研发治疗囊括所有主要肿瘤的其他类型的组蛋白脱乙酰酶抑制剂。

15 回报

我是在 1980 年来到纪念斯隆—凯特林癌症中心的，那时的 189
美国每 10 万人中就有 184 名死于癌症（1.84‰），仅次于长年位
居首位的心脏疾病（死亡率 3.36‰）。之后的 10 年中，国内各
大型癌症中心不断进步，纪念斯隆—凯特林癌症中心也经历了一
系列变革。我们汇聚顶尖人才，不断革新病人照护，开展新药试
验，为减轻肿瘤带来的严重疼痛而创建新的项目，关注病人的焦
虑情绪。即便如此，癌症的死亡率却几乎没有改善，反而愈发恶
化。1992 年，美国肿瘤死亡率达到 2.15‰，心脏疾病死亡率反而
有所改善，降低到了 2.90‰。

在与癌症的战斗中，死亡率作为测量指标并不"敏锐"，还 190
可能具有误导性。例如，癌症在确诊并且发展成致命的恶性肿
瘤之前，可能会有几年甚至几十年的"侵犯"期。统计数据显示
肺癌发病率不断升高，但部分原因是多年来力度惊人的、不受管
制的烟草营销，而肺癌高发也是推高癌症死亡率的重要因素。我
们在治疗儿童癌症、乳腺癌和前列腺癌等癌症上取得了巨大的进

展，但这无法弥补烟草使用引起的肺癌死亡率提高。最终，虽然死亡率在反映医疗界治疗癌症的能力上有重要作用，但由此看来，死亡率这个指标并不是真正需要了解的。

我只是单个癌症中心的主任，对在国家层面如何开展"抗癌行动"无权干涉，但是纪念斯隆—凯特林癌症中心是全美最大的癌症中心，在实践和创新方面影响着整个医疗界，是领跑者。我们努力探索最先进的科学理论和治疗手段，但最终真正考验我们的是，我们是否成功地拯救和延长了生命。我们成功了吗？在20世纪80年代和90年代早期，我们还不能完全回答"是"，但我们在逐渐进步。

可以肯定的是，我们对于肿瘤生物学的内容，以及我们自身的细胞如何变成自身机体的敌人的理解，在较短的时间内有了飞跃性的进展。现在我们可能意识不到，从近乎一无所知到非常了解，我们对于疾病的知识进展得多么迅速。20世纪80年代见证了抗癌运动的两次巨大革命中的第二场革命。第一场革命是分子生物学和遗传学革命。沃森和克里克发现的DNA双螺旋结构，使得这场革命加速进行。这场革命发生在仅仅30年前而已。分子生物学让我们了解了细胞生长、分裂、死亡的机制，让我们终于获得了检验、操控和解释复杂的生物化学机制的工具。

总的来说，我们在短期内对细胞运作机制的研究获得的巨大进步并没有被公众欣赏，部分原因是，探索人类机体内部并不像探索太空和深海那样，可以在电视上播出或者可以创造一个壮观的场景。很多人知道阿姆斯特朗是第一个踏上月球的人，但是又有多少人知道是谁发现了原癌基因和癌症发生的遗传机制呢？

路易斯·托马斯在他1974年的著作《细胞生命的礼赞》（*The Lives of a Cell*）中描述了这个科学的时代。他把细胞生物学上令人震惊的进展描述为"一场令人好奇的、和平的革命，显然，它不像天文学中哥白尼那样通过推翻了旧的学说来征服我们，而是通过提出一个之前完全无法想象的全新理论体系来征服我们"。

托马斯写道，"现在我们几乎每天都会有新的知识被批量化 192 发现，而且这些新知识恰恰是我们原先所不知道的。关于DNA和遗传密码的信息并没有替代原先的理论，更何况原先就没有多少理论可被替代。"

我们终于通过深入探究正常细胞的工作机制，了解了致癌突变如何颠覆正常细胞和它们的代谢途径，把正常细胞转变为狡猾的杀手。知道了癌细胞在绑架生命的机器时用的是哪些分子开关后，我们终于能够设计策略控制癌症了。

正如诺贝尔经济学奖得主大卫·巴尔的摩曾说过的那样，从科学角度看，这些实验室研究上的成功，使得抗癌斗争的最初几年"英雄辈出"。在这几年，我们解释了许多有关正常细胞和非正常细胞分子行为的重大问题。不管尼克松有没有增加此方面研究的投入，都能取得这样的成果，只不过时间会更晚一点。但是，如果开始争论如何开展"抗癌之战"时，便选择将重点放在寻找治愈癌症的特效药，而不是优先对癌症治疗基础科学知识进行研究，我们很可能不会取得这一切成果。

但是这些认识对我们发展抗癌疗法只起到了有限的作用。抗癌的难点在于，癌细胞会使用多种工具不断发起攻击，不像天花那样只通过一种方式传播和致病。癌症发生的方式有很多种，癌细胞以多种方式使健康细胞分化，生长为致命性的癌细胞，这些"诱变"细胞比人体更加聪明，通过多种方式避开人体的正常防御机制。而且，癌细胞及其异常基因具有先天的不稳定性，所以，当药品成为障碍，阻止它们的生长时，它们通常可以不断发生突变，绕开所有的障碍。

这些认识的发展，展现了历史上一个个伟大的科学飞跃，令人印象深刻的是，完成这些飞跃只花了几十年的时间。1949年，我在哥伦比亚大学医学院和同学一起举办有关癌症的"尖端"学术研讨时，我们对 DNA 的组成只有一个很模糊的概念，不确定它的位置，也没见过它的结构。

我作为一个充满雄心的青年学者，开展细胞代谢途径研究时，我不得不一切从零开始，从相对简单的菠菜叶入手，描绘细胞代谢途径。在我和我哥伦比亚大学的同事在 20 世纪 70 年代第一次发现二甲基亚砜使鼠白血病细胞中一个分子开关失效，使细胞恢复制造血红蛋白以前，我们完全不知道还能够以那样的方式来操纵分子信号。

20 世纪 80 年代和 90 年代，研究者开始利用生物认识构建一个更加清楚连贯的模型。至此，我们终于能够以一种科学叙事的形式来了解癌症发生发展中的曲折情节。我们阐明了癌症是如何将它邪恶的阴谋付诸实践，对抗人体器官的。这使得我们可以制定新的方法去阻挠和终止它们的侵袭。

我们已经知道，在健康细胞中基因是如何产生突变——有时，DNA 片段脱离、重排；有时，DNA 组成成分脱氧核酸重组，发生细微变化。这些突变过度表达正常生长信号，释放令细胞过度生长的信号。这种异常基因就是所谓原癌基因。

在加州大学旧金山分校工作的迈克尔·毕晓普和哈罗德·瓦尔姆斯奠定了认识原癌基因的基础。科学家也发现了另一组共同发挥作用的基因。在健康的细胞内，这些基因在适当的时候可以调节和阻断细胞生长。它们被称作"抑癌基因"，也在癌症的故事里扮演着不可或缺的角色。癌细胞会想方设法地阻止细胞中的警察——"抑癌基因"——发挥作用。

这些细胞中的关键因子确定以后，我们便开始理解在各种癌症中，原癌基因受刺激而失控，抑癌基因被"灭口"，二者叠加，共谋对健康细胞发起攻击。逆转先前未知的切换过程变成了研究195 的焦点。约翰·霍普金斯大学的贝尔特·福格尔斯泰因的研究进一步加深了我们的认知。他发现了一个特殊的抑癌基因——p53基因，通过发现损伤的 DNA 而发挥作用。在损伤的 DNA 得到修复前，它都会阻止细胞的分裂，防止可能癌变的细胞繁殖。这些发现让我们惊讶于细胞的复杂和美妙，它们有着与生俱来的抑制致癌突变的能力。但是在某些情况下，癌症让这些防御性的检查点失能，使这些异常细胞如同披着羊皮的狼一般逃过检查。

福格尔斯泰因还描述了结肠中的异常细胞如何发展成息肉，然后转变成恶性肿瘤的过程。哈佛大学的朱达·福克曼发现，肿瘤可以释放血管生成信号，以满足它们对营养的贪婪需求，从而支持肿瘤的生长。他把这个现象称为血管生成①。这项发现为研制抗肿瘤血管生成类药物打开了大门。这类药物通过抑制肿瘤血管生成发挥作用。

此类药物中第一个投入使用的是阿瓦斯汀，也称贝伐单抗，是一种单克隆抗体。它阻断了一种名为血管内皮生长因子（VEGF）的蛋白，这种蛋白可以激发血管的新生。在理论上，阻

---

① 亦称血管新生。——译者注

断 VEGF 可以让肿瘤"挨饿"并阻止它们的生长。现在已研制出了用于阻断血管供应网络的多种创新药。

经过几年实验室里的艰苦工作,研究人员发现一种致命却罕 196 见的癌症——慢性髓性白血病,起因是两个基因的分离。他们发现这两个分离的基因片段会重新结合成一个新的融合基因,这种融合基因会控制参与白细胞产生的酪氨酸酶的产生。在慢性髓性白血病细胞中,由这种融合基因产生的酶不参与正常的酶的调控活动,反而会激发白细胞的大量增殖,这可能对患者的生命造成威胁。

几十年来积累的知识,最终带来了一种药物——格列卫。格列卫就好似聪明的化学炸弹,可以让出问题的酪氨酸酶失效,可以减少白细胞的产生,从而挽救生命。使用格列卫成功治疗慢性髓性白血病意味着我们在有效的靶向性抗肿瘤药物研发上取得初步成功。更多的成功也随之而来。

在另一种靶向药物——赫赛汀——的研发上,研究人员同样取得了成功。赫赛汀是一种单克隆抗体,它可以抑制 Her-2 受体这个有缺陷的基因发挥功能,从而抑制乳腺肿瘤生长。在患有乳腺癌的妇女中,大约有 35% 的人有这种缺陷基因,因此对该药物有反应。

此外,实验室研究已经成功证实,病毒如何引发某些人类肿

197 瘤，这为发展新的治疗手段开启了大门。在一些病例中，病毒感染人类细胞，并且制造出突变使正常细胞发生恶变。人类乳头瘤病毒可以导致子宫颈癌，EB 病毒可以引发多种淋巴癌和其他癌症，肝炎可以导致肝癌。这些发现推动了预防相关恶性肿瘤的疫苗的研发。

放疗的进步，也带来了更多有效的治疗方法，改善了治疗结果。多年来，辐射已经被用于缩小肿瘤和杀死癌细胞，但是在新的时代，人们以不同的方式重新思考和改善、创新放疗技术，从而改善了治疗结果。纪念斯隆—凯特林癌症中心的员工参与了三维适形放射治疗和调强放射治疗技术的发展。这些电脑引导的放疗从多个角度，更加准确地以更高强度传递能量波，在增加对肿瘤影响的同时，尽量减少对周围健康组织的伤害。

这些都是巨大的技术进步。我们期待能够因此受益的癌症患者的数量相应也是巨大的，但这些进展还不能立刻延长或挽救癌症患者的生命，至少没达到我们的预期，这就成为了压力的来源之一。批评家包括一些医生一直抱怨，自华盛顿宣布"抗癌之战"后的几十年，我们不是失败，而是误入歧途。他们认为，大量资金投入到了科学家感兴趣、却对挽救生命没有多大直接影响
198 的基础研究上了。尽管我和他们同样感到挫败，但我认为，这些批评家未理解癌症的复杂性，更不懂肿瘤生物学。

正如许多其他科学领域一样，在肿瘤生物学领域我们在"死胡同"和徒劳无功的想法上投入了大量的时间，部分原因是我们不知道最终会带来实质性突破的方向是什么。一些研究人员自己也不清楚自己工作的全部意义，不清楚这些工作将如何用于新的探索。他们只是写论文，播种想法，然后再观察这颗种子能不能生根发芽。

回想一下我和我的同事发展辛二酰苯胺异羟肟酸的靶向治疗的过程。日本科学家发现，一种抗真菌药物会使小鼠白血病细胞产生血红蛋白。在我实验室的研究人员发现它在研发辛二酰苯胺异羟肟酸中的潜在价值之前，他们一直只把这个发现当作是自己科学事业的一个脚注。

有些批评家谴责，我们投入了大量的时间和金钱研发新药和新疗法，却最多只能将患者的生命延长有限的几个月。他们质问，当这些研究带来的结果欠佳的时候，这样的错误资源配置如何带来社会效益？如果病人根本不能从这些治疗中受益多少，为何还为患者开一张大大的空头支票呢？

这个问题问得有道理。对于这个问题，我和我的同事讨论和争辩过多次。作为研究人员，在启动新药研发项目时，我们都满怀希望，相信新药可以极大地延长癌症患者的生命。但是，199没有人能提前预知这是否只是在癌症夺命之前，病人得到的短期"缓刑"。

我发现，在大多数情况下，病人和家属并不会质疑治疗是否能带来获益。他们也许会表达出愤怒或挫败感。他们可能会询问一些昂贵的治疗费用是多少，或病人的生活质量究竟如何。但有一点他们确信无疑，那就是与亲人相处的更加宝贵的时光仅剩几个月。近日，《纽约时报》上刊登了作家琼·马伦斯·蒂姆的一篇震撼人心的文章。这篇文章讲述了她罹患癌症的丈夫漫长而痛苦的死亡过程。在这篇题为《十年的告别》的文章中，她讲述了丈夫患癌后日渐消瘦，最终被病痛压垮的过程中，她和丈夫所面对的各种困难，并设想如果丈夫在短时间内死去是否更好。她写道，"我们结婚52年了，任何一个有理智的人都不会再奢求什么了。但是，如果非要许一个愿的话，我希望他的生命能再延长五分钟就好。"

有些批评的关注点在于医学界是否充分参与了癌症的预防，我认为这些批评更有实际意义，考虑得更加周全。从某些层面上讲，要降低癌症死亡率，预防比治疗更有效。这个观点很合理。我们很难发明治疗癌症的有效手段，研发过程也会异常缓慢，同时，由于癌症的变异性，治疗的时效性也很短。过去一直如此，未来可能也是这样。所以，更努力地去帮助人们预防癌症是有意义的。我们在一定程度上也了解预防的方法。

　　最简单的预防措施就是戒烟。吸烟是我们自己造成的、对民族最大的伤害。在所有致癌因素里，烟草排名第一，而这一悲剧本可以避免。美国癌症学会的数据显示，每年约有 44300 个美国人提早死于吸烟有关的各种疾病，有 49400 人死于二手烟相关的各种疾病。在美国，所有的癌症患者中有 30%—40% 是因为吸烟而患上癌症的。

　　尽管政府未同意完全禁烟，但也采取了一些积极的措施——不鼓励吸烟。这些措施包括征收较高的烟草税，设定烟草购买者的最低年龄限制，在烟盒和广告中加上恐怖的警告。对允许吸烟的场所的限制也越来越严格，使吸烟变得越来越不便，越来越不为社会所接受。

　　在纽约市，政府已经制定了全美最严格的限制吸烟法律。其效果清楚地表明，严苛的措施能有效禁止公众吸烟。毫无疑问，纽约的癌症发病率也会下降。纽约的吸烟率已经从 2002 年的 22% 下降到 14%。更鼓舞人心的是，青少年吸烟率降幅更大。纽约市卫生部门数据显示，市公立学校吸烟率从 2001 年的 18% 猛降到 2010 年的 7%。而全国青年吸烟率却只从 2001 年的 29% 下降到 2009 年的 20%。在付出惨痛的代价后，美国百年烟草流行有望落下帷幕。

　　我们早就知道，工业生产场所有很多致癌化学物质，甚至阳光和辐射也会引起恶性肿瘤。意大利医师伯纳迪诺·拉马齐尼在17世纪末18世纪初写道：某些职业，尤其是采矿，似乎会导致工人患上癌症和一些其他疾病。18世纪，英国医师珀西瓦尔·波特爵士认为，扫烟囱工人中阴囊癌发病率高是因为他们长期与煤烟密切接触。

鉴于历史以及对现今致癌物的研究，预防的关键问题不在于是否了解哪些物质致癌，而在于是否想要限制和防止暴露。这是对政治家和政府的政策制定者提出的问题。一些致癌物，比如石棉、煤焦油和黄曲霉素等其他真菌毒素已经减少了，所以间皮瘤、恶性胸膜间皮瘤和某些类型的白血病的发病率也随之下降。预防措施是否有效是无需置疑的——癌症发病率肯定会下降，问题在于预防的成本。公众能否被说服放弃吸烟；也许更为重要的是，预防经费来何处。

202　　这些预防方法能够拯救无数的生命，但是如果因此削减改善癌症治疗的研究投入，将酿成大错。毕竟，无论预防了多少癌症病例，每年还是会有几万人被诊断为癌症。他们也应该得到最佳的照护，接受更好的疗法，而这只能通过继续在基础科学和新药研究上的投入来实现。

20世纪90年代末，之前持续进行的这类投资开始显现出它们的回报。在美国，每10万人中因癌症死亡的人数从1980年的

184 人下降到了 1997 年的 164 人。所有癌症患者的五年生存率也从 1974—1976 年间的 51% 增加到了 1995—2000 年间的 64%。然而，相比下一个 10 年我们从科研投入中获得的回报，这只是"首付"。

16 癌症筛查作为一种生活方式 _____

203在抗击癌症的战役中，人们经常忽略一个重要的事实——在美国，接受乳腺 X 射线检查（旨在发现早期乳腺癌）的女性比 10 年前少多了。此外，接受巴氏涂片检查以诊断子宫颈癌的女性也越来越少，年轻女性人类乳头瘤病毒疫苗（共接种三次，预防宫颈癌）接种率也远低于加拿大、英国和澳大利亚。要有效地预防癌症，癌症筛查和癌前病变筛查是非常重要的。有时候我们可以在病变发展为癌症之前就发现并切除病变组织，这样既能够挽救生命又能节省费用。即使已经发展成癌，发现得早的话，治愈204的可能性也比癌症扩散后才发现更高。

现实中，整体趋势却偏离了正轨。尽管 50 岁以上人群接受结肠镜检（检查是否有癌前息肉或癌症）的人数在缓慢升高，但仍远低于达到预防老龄人群结肠癌的理想水平。这种癌症在美国非常普遍，每年都能夺走超过 50000 人的生命。更糟糕的是，由于结肠镜检查费用的问题，高收入群体比低收入群体更能经常接受这项常规检查，引发医疗卫生上的巨大阶级鸿沟。

由于高昂的费用或者对自己健康的盲目自信，或是缺乏对癌症早期发现好处的了解，许多本可挽回的生命被病魔夺走了。出于我们还不明晰的一些原因，许多人甚至认为劝告他们接受能够救命的癌症筛查，同唠叨他们经常用牙线剔牙一样令人烦躁。或许癌症筛查看起来很不方便，可以等到有时间的时候再做，但这种做法非常短视、错误，不仅会影响个人和家庭，更会影响整个社会。

根据美国国家癌症研究所的报告，2010 年，在被告知应该定期做癌症筛查的 40 岁及以上的女性中只有 66% 在过去两年内接受了乳腺 X 射线检查，较 2003 年的 70% 有所下降。然而根据美国癌症学会的报告，没有医保的女性乳腺 X 射线检查率还不及这个数字的一半，这意味着低收入和无业的女性更容易受到乳腺癌的伤害。

根据美国国家癌症研究所的数据，2010 年，18 岁及以上的女性中只有 74% 的人在三年内接受过巴氏涂片检查，以确定是否患有宫颈癌，比 2000 年的 81% 还有所下降。严重的社会经济地位差异同样体现在接受这项检查的比例上。根据美国癌症学会的细分统计数据，接受过 11 年及以下教育的女性中只有 60% 的人接受过巴氏涂片检查，而在没有医保的女性中只有 56% 的人接受了这项重要的检查。

2010 年，50 岁及以上的人群中只有 62% 接受过结肠直肠镜检（筛查结肠癌），比 2000 年的 39% 有了明显的提高，但是美国国家癌症研究所的数据表明，只有 49% 的拉丁裔人和 58% 的黑人接受了这项检查。

20 世纪 80 年代中期，纪念斯隆—凯特林癌症中心的医生开始研究结肠癌筛查的重要性，在消化科主任西德尼·威瑠尔医生的领导下，在斯特朗诊所设立了免费的筛查项目。一年中筛查了 20000 名病人，对每个人都进行了全面的体检。我们尽可能地坚持随访 10 年以上，所收集的数据清楚地显示，切除息肉不仅能降低患结肠癌的概率，还能促使私人保险公司和联邦政府开办的"老年医疗保险"项目（Medicare）承担结肠镜检查 206 的费用，因为从长期来看，结肠镜检查有助于降低他们的支出。

HPV 疫苗接种数据更加令人沮丧。美国国家癌症研究所的调查显示，2010 年，只有 50% 的 13—17 岁的青少年女性（主要目标人群）接受了至少一剂的 HPV 疫苗，只有 30% 的青少年女性完成了按照建议应该接受的三剂疫苗接种。对于政府希望在 2020 年达成全疗程疫苗应用率达到 80% 的目标来说，这个数据无疑是令人失望的。

纪念斯隆—凯特林癌症中心建议，女性应该从 18 岁起做巴氏涂片检查（筛查宫颈癌），从 40 岁起开始定期做乳房 X 射线检查，从 50 岁起每四至五年做一次结肠镜检查或者 CT 扫描（其效果等于"虚拟"的结肠镜）；男性应该在 50 岁后每年做直肠检查（针对前列腺癌）和血清前列腺特异性抗原检测。男性和女性各项检查的开始时间和检查频率，医学界还存在不小的分歧。不同的研究给出了不同的结果，但都建议坚持定期检查并可根据实际情况进行微调。当然有一点是毫无疑问的：比起等待下一个神药的出现，更优质、频繁的检查能够更有效地减少癌症的发生，更快地推进"抗癌之战"的进展。

207　　我们应该开始着手提高美国人常见癌症筛查率。改善检查方法的研究、致癌病毒感染（如肝炎病毒）疫苗的研制与筛查同样重要，我们也要为这些研究投资，并加快其进程。三管齐下的话，我们就会取得自 1971 年美国向癌症宣战以来最迅速的一次进步。

　　如果能将更好的筛查方法和更高的接种率有效地结合起来，在降低癌症死亡率方面，无疑会比研究新的治疗方法（有的可能需要花费几十年时间）更能减少病人的痛苦，成本也更低。整个社会都将从各个方面受益，包括减少医疗开支、提高生产力等。

　　许多提高筛查率的行动未达到预期。比如美国疾病预防与控制中心发起的，致力于为低收入、无保险或保险不足的女性提供服务的国家乳腺癌和宫颈癌早期发现项目。该项目从 20 世纪 90 年代开始实施，为病人提供检查并减免全部费用或收取极低费用。

尽管如此，根据美国癌症学会引用的研究数据，在 2007—2010 年期间，符合乳腺癌筛查条件的女性中只有 14% 的人接受了该项目的筛查，符合宫颈癌筛查条件的女性接受筛查的比例不足 9%。造成这一现象的部分原因是资金不足。如果要实现项目预期，显然，需要投入更多经费并更加大力地进行宣传。 208

同时，我们也需要增加研究资金来发展更准确、更便宜、更方便的筛查技术。政府出资的研究项目应该同时关注两个方面：研发更多种癌症的早期筛查方法；肿瘤生物学继续开展基础性科研和研发抗癌新药。但是更多的资金需要投入到一些被忽视的领域，如癌症照护、筛查和早期诊断。这是一项会产生巨大回报的投资。

政府预算项目的优先次序会导致资源分配不当。2012 财年，美国国家癌症研究所的总预算为 52 亿美元。其中，34 亿美元用于癌症的病因及机制研究和癌症治疗的研究，占总预算 65%；用于癌症早期发现及诊断的经费仅为 4.55 亿美元，不到总预算 9%；用于癌症预防的经费仅为 2.32 亿美元，占总预算的 4.5%。这样的分配方式是错误的，也需要通过提高总预算来进行调整。

2011 年 2 月，总统癌症问题顾问小组总结道："目前，工作明显不足的领域是癌症的预防和早期发现。我们需要转变策略，找到对癌症早期诊断有意义的生物标志物。目前采取的分析晚期肿瘤的方法不大可能带来太大希望。"

我们需要明白，提高筛查方法和技术不需要诺贝尔奖级别的科学发现。对于一些常见癌症，我们现在已经掌握了良好的筛查方法，同时也在研究能迅速推广的新技术，比如"虚拟结肠镜"。这种检查可以通过 CT 扫描仪完成，创伤也比传统结肠镜检小。

教育、公众意识以及对低收入和未参保人群的免费检查等方面的资金都有着极大的不足。我们知道这些运动很有意义，因为其他很多国家已经在癌症筛查方面取得了更好的成绩。粉红丝带运动曾成功唤起了公众对乳腺癌的意识，我们需要对抗击癌症进行类似的成功营销。

奥巴马总统提出的健康改革法案——《平价医疗法案》，要求覆盖乳腺 X 光检查、巴氏涂片等预防性服务，不需要患者再付费。政府报告称，在法律生效的第一年里，5400 万参加私人医疗保险的美国人已经免费接受了这些筛查。绝大多数结肠镜检查已经纳入了私人医疗保险和"老年医疗保险"的报销范围内。

同时，我们还在研发一些更好的筛查方法，包括新的乳腺癌、肺癌和结肠癌的影像检测技术，以及其他癌症的一些早期迹象检测。

美国国家癌症研究所资助的研究带来了一些重要的好消息。研究表明，肺癌筛查技术中，低剂量 CT 可以及早发现早期肿瘤，使现在吸烟者和戒烟前重度吸烟者的肺癌死亡率降低 20%。这是第一个可以降低肺癌这个死亡率最高的疾病死亡率的筛查技术。该研究表明，如果这项研究能够得到更多的资金支持，得到优先发展的机会，可以期待更可观的结果。

一项先进的新技术，使我们有望检测出血液系统中循环的少量癌细胞。我们现在的技术，可以从含有 100 万或者更多血细胞的血样中，检测出 1 个癌细胞。这些癌细胞可以被分离、分析，确定它们源于哪个脏器，以便肿瘤学家尽早获得肿瘤生长的信号。

另一种正在研发中的早期诊断方法也展现出了潜力。这种方 211
法利用血液循环中的 DNA 片段进行基因分析，可以识别基因片段中的突变，有效地利用血样进行液体活检。

最有益处的一点是，在病人出现任何恶性肿瘤的临床症状之前，就可以在血液循环中检查是否有癌细胞。我们对未来的期待是，如果技术进一步改善，成本降低，这些筛查会像每年抽血查胆固醇、血细胞计数等基本体检项目一样常规化。

过去半世纪的癌症研究内容丰富，创新层出不穷，这令我感到惊叹；但癌症这种疾病异常复杂，不仅在肿瘤中发现了几十个、上百个的基因突变，就算是同一个病人的肿瘤中都有不同类型的异常细胞，这又使我深感渺小。

正如我和同事当初在首次进行辛二酰苯胺异羟肟酸试验时，在年轻的淋巴瘤患者身上发现的那样，即使是最好的疗法也会让癌症产生耐受性，在缓和期后，以最致命的形式卷土重来。我不确信我们能够彻底治愈癌症患者，尤其是晚期恶性肿瘤患者，原因就在于此。但我确信的是，在尽早发现绝大多数人的癌症这方面，我们可以做的更多。发现得越早，越更容易战胜癌魔。这种做法得到了大量数据的支持，让人信服。

现实中治疗上的突破证明，在癌症发生转移以前摧毁癌细胞、缩小或消除肿瘤最有效。发生扩散后，癌细胞会以更多的方式躲避组合化疗药物的攻击，带来致命的伤害。

癌症通常根据起源器官进行分类，有时也根据在肿瘤中发现的基因缺陷和分子缺陷进行分类。诊断某人患有癌症时，还要对其严重程度进行判定，包括肿瘤大小、是否已经扩散到淋巴系统或其他器官。这就是所谓的癌症分期系统。尽管不同类型的癌症

分期办法有差异，但都基于一种理念，即癌症通常以相似的方式
发展。它们侵入器官，随着体积增大，累及范围扩大，越来越致
命，越来越难以控制。Ⅰ期肿瘤体积小，并且局限在起源部位，
直径通常在两厘米左右或者更小，最容易通过手术切除。Ⅱ期肿
瘤一般较大，直径可达五厘米，已经侵入原发部位较深，虽然还
没有扩散到其他器官，但已接近扩散阶段。Ⅲ期肿瘤，肿瘤细胞
已扩散到淋巴结，难以彻底清除。Ⅳ期肿瘤，是癌症的末期，癌 213
细胞已扩散到其他器官，通常需要最大剂量的化疗和放疗。

　　简单地说，Ⅰ期的癌症最容易控制并可能治愈，治疗手段多，
治疗效果也最好。Ⅳ期的癌症是最难治疗的。

　　因此，治疗特定癌症的成功率有很大差异，主要取决于其被
发现的阶段。美国国家癌症数据库搜集了 1400 多个接受过认证
的癌症项目的综合信息，2003—2008 年调查数据显示，乳腺癌
如果在Ⅰ期发现并进行治疗，五年生存率可以达到 95% 以上；如
果在Ⅱ期发现并进行治疗，五年生存率下降到 90%；如果在Ⅲ期
发现并治疗则为 65%；Ⅳ期发现仅为 20%。这就是医生如此强
调女性常规乳腺 X 射线检查的原因。

　　对于结肠癌来说，Ⅰ期五年生存率为 78%，Ⅳ期仅为 9%；
对于作为癌症中头号杀手的肺癌来说，Ⅰ期五年生存率为 48%，
Ⅳ期仅为 4%。

214 **乳腺癌生存率**

观测到的生存率——Ⅰ期乳腺癌

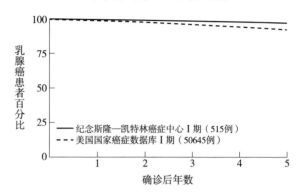

纪念斯隆—凯特林癌症中心Ⅰ期（515例）
美国国家癌症数据库Ⅰ期（50645例）

确诊后年数

观测到的生存率——Ⅲ期乳腺癌

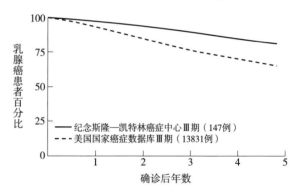

纪念斯隆—凯特林癌症中心Ⅲ期（147例）
美国国家癌症数据库Ⅲ期（13831例）

确诊后年数

数据来源：美国国家癌症数据库（美国外科医师学院和美国
癌症学会合作项目）

　　纪念斯隆—凯特林癌症中心的患者在几种主要癌症中有更高的存活
率，为全国范围内癌症治疗的改进起到了示范作用。

结直肠癌生存率

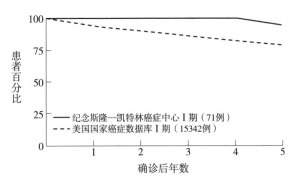

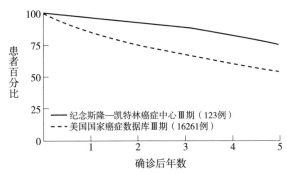

数据来源：美国国家癌症数据库（美国外科医师学院和美国癌症学会合作项目）

如果更多的成年人和他们的初级保健医师能够把癌症筛查作为常规检查，那么会有更多的癌症病例有可能在Ⅰ期被发现，每年能挽救成千上万的生命。

肺癌生存率

216

观测到的生存率——肺癌Ⅰ期

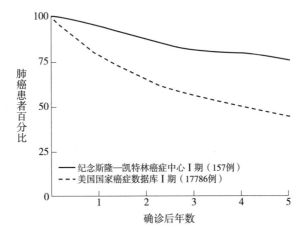

观测到的生存率——肺癌Ⅲ期

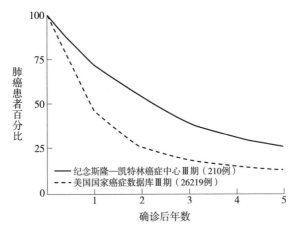

数据来源：美国国家癌症数据库（美国外科医师学会和美国癌症学会合作项目）

一些晚期癌症可以得到有效的治疗，但是需要数年时间来研 217
发新药并通过临床试验。我和同事耗费了 30 多年的时间，才在
研发辛二酰苯胺异羟肟酸，靶向治疗皮肤 T 细胞淋巴瘤上取得了
进展。这种情况在抗肿瘤药物研发领域非常常见。如果癌症筛查
做得好，在短短几年内就可改善总体治疗结果并降低医疗费用。

还有两个可以进一步减少过早死亡的策略。纪念斯隆—凯特
林癌症中心等顶尖癌症中心接诊病例情况最复杂，但治疗效果明
显优于地区性医院和小型诊所，有时治疗效果上的差距会非常明
显。这主要是由于顶尖癌症中心在治疗癌症方面有更高的诊断能
力、更丰富的经验，以及最先进的药物和技术。

例如，在乳腺癌的治疗上，2003—2008 年，纪念斯隆—
凯特林癌症中心 I 期乳腺癌五年生存率为 98%，而全国生存率
为 95%；纪念斯隆—凯特林癌症中心 IV 期乳腺癌五年生存率为
30%，而全国生存率为 20%。这种差异同样体现在其他主要癌症
的治疗效果上。纪念斯隆—凯特林癌症中心 I 期肺癌患者五年生
存率为 78%，而全国仅为 48%。

在这些差异背后有着很现实的原因。肿瘤遗传和分子分析方 218
面的进展方便了专科医师为每个病人制订治疗方案，这样更可能
准确击中目标且产生更好的结果。这被称为个体化医疗。然而，
肿瘤内科医师面临着一个挑战：怎样紧跟急速发展的癌症治疗领

域方面的信息和研究？在大型的癌症中心，医生自然而然就可以跟上研究的脚步。我们面临的挑战是，怎样将最新的信息传播给肿瘤专科医院以外的大约 30000 名执业肿瘤医师？要知道，美国 80% 的肿瘤患者是由这些医师治疗的。

通过和 IBM 的人工智能程序沃森（IBM Watson）及医疗卫生服务提供商伟彭医疗（Wellpoint）合作，纪念斯隆—凯特林癌症中心正在创建一个项目，以改善全国的筛查率、诊断率以及最后的治疗结果，使之接近纪念斯隆—凯特林癌症中心目前的水平。2011 年，沃森在综艺节目《危险边缘》中击败了一些人类冠军，赢得了名气。现在它被"训练"来整理治疗数据，以及从学术期刊及其他资源中搜集海量信息，形成数据库。在正确操作的前提下，肿瘤医师可以向这个计算机化的数据库提供肿瘤患者完整的诊断和病历信息，之后这个系统将会基于目前最先进的技术和药物，给出治疗建议，建议会同时反映治疗过类似病例的顶尖肿瘤医师所积累的经验和判断。

整个过程开始于一个准确的诊断。美国肿瘤学会评估，在 2013 年将会有 160 万肿瘤新发病例，其中大约有 20% 可能会误诊或诊断不全面。对于成功的治疗，准确的早期诊断是非常重要的，诊断不佳会导致癌症死亡率增高。这个新的计算机项目能够减少误诊。

到目前为止，沃森已经交叉关联了60余万份诊断报告、100余万页医学期刊文章和150万份病历。此外，纪念斯隆—凯特林癌症中心不同领域的专家也在"教"沃森如何应对诊疗中的复杂情况。沃森也会搜集最新的遗传和分子学研究成果，以便制订个体化量身定做的治疗方案。沃森使得全国范围内的医师能够获取几乎所有种类的肿瘤的相关信息。这些信息存储在网络上，随时随地都可以使用，换言之，沃森是一个基于云计算的、永不遗忘的医疗顾问系统。

沃森也可能成为患者手中的重要工具。它可以为患者提供治疗方法、药物副作用、存活率和替代疗法等方面的准确信息。

17 下一次飞跃

> ……意志坚定
>
> 奋斗、探索、寻求，而不屈服[①]。
>
> ——阿尔弗雷德·丁尼生，《尤利西斯》

2009 年，我因为肾结石接受了一次膀胱镜检查，然而让人没 221
有预料到的是，医生在我的膀胱中发现了肿瘤。幸运的是，肿瘤
很小而且是局限性的。虽然我没有任何症状，但医生很清楚，为
以防万一，肿瘤需要迅速地去除。我已经接受了全身麻醉，幸运
的是，隔壁手术室有一位优秀的膀胱外科医师。我醒来后，医生 222
告诉了我一个惊人的消息，他在术中发现了一个恶性肿瘤，但幸
好发现较早，且成功切除了。

大约两年后，在一次常规的随访检查中，医生发现我膀胱癌
复发。这种癌症容易复发。于是，我又被送进了手术室。这次我

----

① 参考何功杰和飞白的译文。——译者注

的主刀大夫是纪念斯隆—凯特林癌症中心的泌尿科主任伯纳德·博克纳，他认为考虑到我复发，应该做一个疗程的化疗，不必使用常见的抗癌药物。针对我这一类膀胱癌，标准的治疗方法是在膀胱上直接注射卡介苗（BCG）——一种灭活的基因工程细菌。

我做了一些研究，惊讶地发现，最早在 1920 年左右，卡介苗作为预防结核病的疫苗问世，在有些国家和地区这种疫苗如今仍被用于防痨。直到 1980 年，人们才发现卡介苗的新用法——治疗膀胱癌。

我向博克纳询问，为什么标准的抗结核疫苗能有效抑制这种类型的癌症？他表示，可能是卡介苗激活了免疫系统，使其攻击癌细胞，除此而外，医学界还没有更加明确的答案。但他知道卡介苗有效，这就行了。令人开心的是，从那时起我就一直保持无瘤状态。

我的经历充分说明了癌症照护的现状。2011 年是《国家癌症法案》制定的第 40 年。正是这个法案发动了美国的"抗癌之战"。在其间的几十年，许多有关癌症致命过程的生物谜题已经被解开，分子生物学过程的许多实验室研究取得突破性进展，这是生物史甚至是科学史上最成功的一笔之一。人体内本来有负责命令细胞自然凋亡的遗传指令，但有时癌细胞会将此信号关掉。在弄明白癌细胞是如何关掉信号的之后，我们研发了恢复这些重要信号的疗法，让癌细胞自然凋亡。现在，我们充分理解了这些机制，而30年前，我们在这方面的认识还很模糊。

然而对于癌症生物机制的全面了解工作仍然在进行中，仍存在许多谜题，比如，为什么一个特定的细菌会引发杀灭膀胱癌细胞的过程。这是十分让人着迷而痴狂的。在未来几十年甚至更长时间里，我们最杰出的科学家和医生，仍将为之付出艰辛。我以引跑者和观察者的身份，在这场竞赛中度过了60载春秋。正常细胞恶变的触发条件是什么？异常细胞又是使用了什么样的诡计夺人性命的？在我看来，我们离这些问题的终极答案会永远差一步。在这场战役中，最主要的是去抑制癌症，而不是战胜癌症，从而取得最终胜利。我认为，只要细胞还在被复制，只要我们仍暴露在可导致异常基因的环境和生物学下遭受"侵犯"，我们将永远不能消灭癌症。

然而，既然我们已经能够成功实现癌症早期诊断，并且具备了控制癌症的能力，那么对癌症的长期管理将指日可待。真正的目标是尽可能预防癌症，如果不行的话，最好能够在早期发现肿瘤，此时肿瘤最容易被歼灭，积极治疗最容易在此时见效。30年前，我来到纪念斯隆—凯特林癌症研究中心时，这些目标完全不可想象，而现在，这些目标都可能实现。

我决定写这本书的一个动因，是想记述科学家们在肿瘤生物学上取得的一次次飞跃。这些飞跃往往未进入大众的视线，大众往往一知半解。我们几乎完全是从零开始研究肿瘤生物学，而如今，癌症，已经从人类最不懂的主要疾病之一，变成了人类最了解的一种疾病。

写这本书也是为了阐明一个观点——即使我们发现了少数几种癌症的一些治愈方法，若要把科学知识转化为延长生命的药物和疗法，我们依然面临巨大的挑战。它不会像尼克松总统和国会设想的，犹如人类登月一样大获全胜，但是我们正在从探索发现科学知识的时代，过渡到癌症管理的时代，这是一个历史性的成就。

我们前进的道路不是笔直的，一路上经历了许多的沮丧，碰到了许多死胡同。诊断性检查结果假阳性太多；不少药物用在小鼠身上，可奇迹般地杀灭肿瘤，但用在人体上，结果却令人失望。据估计，在动物试验期看起来有运用前景的药物，只有1%可以进入到人体临床试验，而这其中也许只有十分之一能有效抑癌。

癌症这种疾病通常很残忍，它带来的痛苦不会淡化，但如今，患了癌症不再等同于判了死刑。当我还是个年轻的医学生时，我只能告知那个聪慧的少女的双亲，她患的淋巴瘤不可治愈，我几乎无计可施，无法提供有效治疗。而如今，这种疾病，如果发生在孩子身上，基本上都是可治愈的。

我们正向着癌症治疗"个性化"的新纪元前进，我们将能制订符合每个病人的肿瘤基因特征的治疗方案。从分析每个病人的恶性肿瘤的 DNA 和控制细胞生长的异常细胞通路入手，我们可以为病人量身打造个性化的治疗方法，阻止这些"杀手"细胞作恶。我们正在研制的一些药物，也有望有效地抑制癌细胞过高的新陈代谢水平。

我们正致力于研究出一种"终极"筛查方法，甚至可以从100 万个血细胞中检测出其中唯一的癌细胞。终有一天，通过血液检测发现癌细胞将成为每年体检的常规项目。这种早期发现技术将引发下一场癌症治疗的革命。

手术机器人的引入有望进一步改善癌症手术的治疗效果。外 226 科医生在手术室隔壁的房间里操作高科技器械，他不需要刷手上台，这既节省了时间，又节省了金钱。使用机器人进行手术的效果与医生亲手进行手术的效果相当，但可减少感染，并缩短病人住院时间。

上述原因使我能够胸有成竹地断言，我们将赢得"抗癌之战"的胜利。这是一场艰难的战争，比 40 年前发动这场战役时许多人所预期的还要艰巨。但在过去 20 年间，癌症患者的五年平均生存率提高了 20%。20 世纪 90 年代初期以来，癌症总体死亡率降低了 15% 以上。某些癌症，如 I 期或局部乳腺癌、前列腺癌和结肠癌，90% 以上的患者"治愈"了。许多儿童癌症也可治愈。

检测和治疗范式的新变化将加速这一进程。我们关注的，将不再是肺癌或肝癌，而是特异性的基因突变，如 RAS 或 BRCA1。这些特异性基因缺陷和分子缺陷的鉴定，为科学家们提供了更精确的治疗靶点，也推动了抗癌药物的研发。

现在纪念斯隆—凯特林癌症中心有了新的领导班子，其中，克雷格·汤普森担任董事长，道格拉斯·华纳担任总裁，理查德·贝蒂担任纪念医院董事会主席，玛丽-荷西·克拉维斯担任斯隆—凯特林研究所董事会主席。在他们的领导下，纪念斯隆—凯特林癌症中心将继续在新时代发挥指导癌症治疗的显重要作用。

在不久的将来，成功战胜癌症要依赖很可能不是医学研究人员所设计出的"工具"，而是营销专家设计的"工具"。我们知道，如果可以教育和说服更多的人定期接受癌症筛检，如果奥巴马总统的医疗改革能成功降低低收入家庭和新投保人在预防措施方面的费用，成千上万人的生命就将被挽救或延长。我们没有任何理由容忍在已投保和未投保的、白人和少数族裔之间在筛查率上的差距。有时，他们之间的差距真的不小。明智的政策可以而且应该消除这样的差距。

将我早年当医学生时接触癌症的窘境与如今我们从患者那里得到的反馈进行对比，真是件鼓舞人心的事情。一位几年前被诊断患有无法手术治疗的肺癌女士来信写道，

> 亲爱的马克斯博士：
>
> 昨天，我在你们的癌症中心接受了一年（两个月）后的复查，负责照顾我的整个医护团队都笑盈盈地祝贺我。这真是太棒了！
>
> 我说，不，我祝贺你们。他们说，一定要让保罗·马克斯知道我们是怎么做到的。我太愿意了。这不，我就给您来信了。我对您的感激之情真的无法用言语来表达。

我领导了这样一个机构，当我从主任职位上退下来时，机构员工数量已经达到了 7200 多名，年度预算接近 10 亿美元。2011年，它的员工数量已经达到了 12000 名，年度预算超过 25 亿美元。新的领导班子正着手实施一个耗资 20 亿美元的扩建项目，包括一个门诊手术中心，一家白血病、淋巴瘤和骨髓移植日间医院，以及在纽约威彻斯特县新建的地区性医疗设施。

医疗的挑战，不仅仅在于在实验室成功揭露我们的共同敌人的诡计，更重要的是治疗的结果。现在摆在我们面前的是一个历

史性的机会，我们可以通过更好的筛查，使科学上的成功转变为治疗癌症方面的进步。在这个数字化时代，信息就在每个人的指尖下，我们可以充分利用信息技术，消除大型癌症中心和规模较小的地区性医院和诊所之间在癌症照护质量上的差距。带来的成就将远远超越我们在发起"抗癌之战"时所承诺并已经兑现的种种飞跃。

致谢

这本书讲述了我长期参与癌症研究和治疗的故事。这个故 229
事发生的时代，我们在抗击癌症上取得了极大的进步。我们更深
入地了解了癌细胞的生物学机制的种种细节，并发展出了更加有
效的诊断、治疗和预防癌症的方法。我从几个方面参与了抗击癌
症，包括癌症的诊疗、实验室研究、与同事合作研发抗癌新药；
担任了全国最伟大的癌症中心的管理者，担任总统癌症咨询专家
小组成员；参与制定控制癌症的方法。这本书介绍了我们一路走
来的历程以及我们对未来的展望。

我很感激劝我撰写这本书的几位朋友，尤其是理查德·"迪
克"·贝蒂。他是我的律师和网球搭档，也是纪念医院的董事长。230
我要对他表达特别的感谢。迪克招募了詹姆斯·斯顿戈尔德和我
共同执笔。如果没有吉姆①，你们不会有机会读到本书。吉姆把我
最初的手稿变成我所希望的样子，这是一段激动人心的征程。我

_____

① 作者对詹姆斯的昵称。——译者注

也非常感谢我的得力助手乔安·佩罗内的全程参与。

我最需要感谢的是我的妻子琼·马克斯，多年来，她在生活、爱情和追求幸福方面教了我很多。她在自己辛勤耕耘的人类遗传咨询教育领域是一位标志性人物。她在莎拉·劳伦斯学院建立了美国第一个培养遗传咨询人才的研究生项目。我们三个出色的孩子和他们的伴侣、六个孙子和一个曾孙丰富了我们的生活，让我们感到自豪和感激，也常常让我们感到幸福。

作为医生和研究者，我亏欠那些经过我们的治疗，生命历程发生转变的众多病人很多。我从他们的成功中所收获的，远远超过我为他们提供的照顾和治疗，这是我职业生涯中最有成就感的部分。

保罗·马克斯　医学博士

2013 年 11 月于纽约市

索引

图书在版编目(CIP)数据

抗癌前线：一个人的革命/(美)保罗·A.马克斯，
(美)詹姆斯·斯顿戈尔德著；李俊译.—北京：商务印
书馆，2020
ISBN 978-7-100-18747-3

Ⅰ.①抗… Ⅱ.①保… ②詹… ③李… Ⅲ.①癌—
防治 Ⅳ.①R73

中国版本图书馆 CIP 数据核字(2020)第 120775 号

抗癌前线：一个人的革命

〔美〕保罗·A.马克斯 詹姆斯·斯顿戈尔德 著

李俊 译

商 务 印 书 馆 出 版
(北京王府井大街 36 号 邮政编码 100710)
商 务 印 书 馆 发 行
北 京 通 州 皇 家 印 刷 厂 印 刷
ISBN 978-7-100-18747-3

2020 年 10 月第 1 版 开本 880×1230 1/32
2020 年 10 月北京第 1 次印刷 印张 8¼
定价：48.00 元

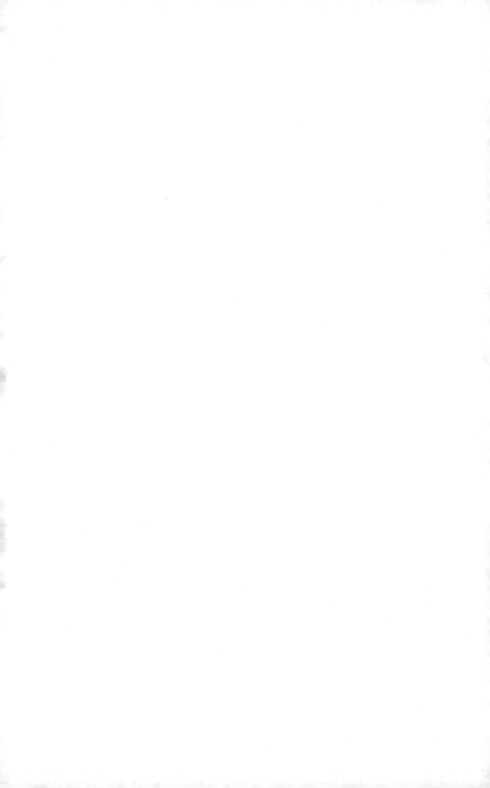